JN119372

やる気になる
糖尿病患者さんのための
“歩き方”処方せん

監　修　熊谷 秋三　九州大学名誉教授

著　者　三村 和郎　広瀬病院　ひかりクリニック

古賀 稔啓　医療法人広仁会理事長　広瀬病院院長

山下 卓郎　医療法人橘仁心会理事長　たちばなクリニック

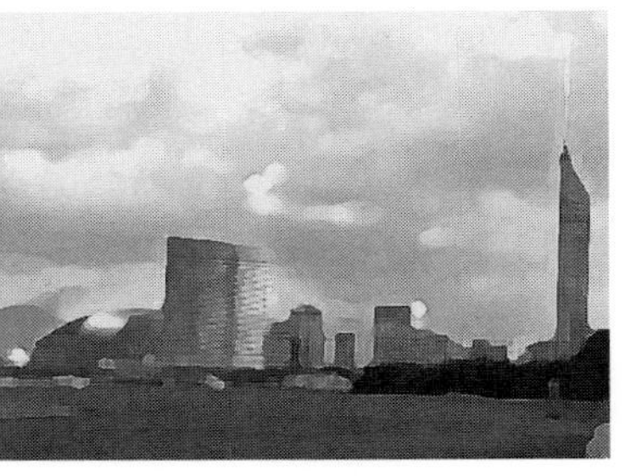

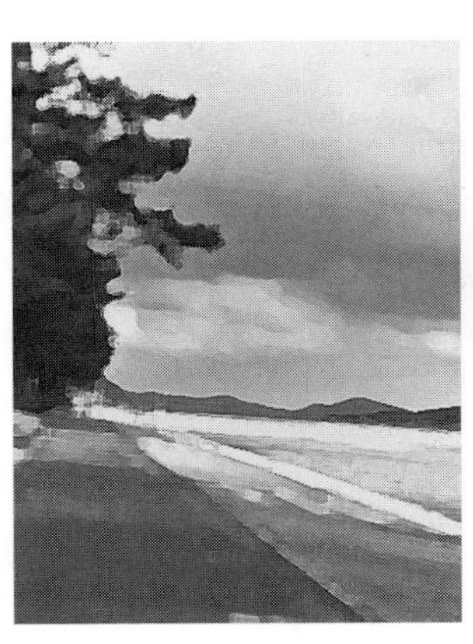

日本医学出版

監修のことば

運動は、糖尿病の治療において食行動とも関連する重要な要素です。この度、三村先生がまとめられた本書は、先生の長年にわたる臨床経験、とりわけ先生が精力的に取り組まれてきた糖尿病運動療法の現代版の養生訓でもあります。三村先生とのお付き合いは、留学先であったスウェーデンヨテボリ大学医学部ワーレンバーグ研究所が同じであったことを契機に始まりました。また、私が福岡大学筑紫病院の佐々木　悠教授と取り組んできた糖尿病と性ホルモンに関する研究および非薬物治療下にある糖尿病患者への健康支援プログラムの評価に関する臨床研究などを実践しておりましたが、その際に糖尿病運動療法の専門家である三村先生からは貴重なご助言等をいただいておりました。そういうご縁もあり、このたび本書の監修を担当させていただきました。以下、本書の内容を僭越ではございますが、ご紹介させていただきます。

本書の「はじめに」にも記述されていますように、糖尿病の治療に運動は食事、薬物療法とともに重要な柱であることが指摘されています。第1章では、運動生理学の基礎に関して、要点を抑え、かつわかり易くコンパクトに記述されています。第２章以降では、患者さんへの具体的な運動処方の出し方として、具体的に４ステップに区分してわかり易く記述されています。そこでは、特殊な検査道具を必要としない脈拍、自覚症状から処方する運動指導の仕方（ステップ1,2）から、実地医家でも応用可能な脈拍がチェックできる市販のエルゴメーターと自覚症状を用いた運動処方せん（ステップ3)。さらに自転車エルゴメーターに簡便な血糖測定、血中乳酸測定、血圧、脈拍測定を併用し、有酸素運動閾値を確実に把握し、安全な運動強度を設定できる運動処方せん（ステップ4）の書き方が具体的に記述されています。

第6章では、症例別運動処方せんの書き方が記載されており、臨床医の先生方には参考になるものと思われます。第8章では、糖尿病の方（特に、1型糖尿病の方）がマラソンをする際の注意事項があり、この章は他のテキストにはないユニークな内容となっています。本章では、ご本人が1型糖尿病でフルマラソン経験のある南昌江先生の貴重な知見に加え、フルマラソン走破の経験がおありの三村先生ならではの内容となっており運動指導の専門家としても評価に値する内容となっております。

また本書には、ティータイムを随所に挿入し、運動の楽しさ、運動への親しみがわくように工夫されています。さらに、健康のための運動実践の仕方、軽い肥満傾向者のための減量作戦、ジョギング、マラソンの走り方にも三村先生ご自身の経験も含め糖尿病でない方にも楽しく読んでいただく工夫がされている点は評価されます。

本書を、糖尿病を指導されている専門医のみならず、糖尿病の方とそのご家族および一般の方々の糖尿病への理解や運動の効果・役割を理解する際の養生訓として読んでいただきたく、ここに『専門医にも役立つ糖尿病患者さんのための歩き方処方せん』を推薦させていただきます。

2023年4月

熊谷　秋三

九州大学名誉教授

株式会社ナイスメッツ代表取締役社長

高齢者体力づくり支援士（ドクター）

専門：運動生理生化学、身体活動疫学、健康支援学

推薦のことば

患者さんにとてもわかりやすい内容で優しい温かみのある書籍で、患者さんに慕われる三村先生のお人柄が窺えます。私たちにとっても“歩き方”処方の指針になります。

イェーテボリは懐かしい限りです。2017年に学会で訪れた際の写真、添付しました。Per先生のラボで、ラットモデルでのインスリン抵抗性実験のグルコースクランプ手技を学んだことが、その後の動物モデル研究につながりました。私が留学した1992年はHolmäng先生が産休中でしたので、ラボテクニシャンBirgitta, Lianaに手ほどきを受けました。短い期間ではありましたが、ギュッと濃縮された時を刻むことができました。先生の書籍にも触れられていますが、何かがどこかでつながっている、今思い返せば、偶然か必然か、不思議な感覚です。

養生訓をはじめ、貴重な機会をいただきましたこと、感謝申し上げます。

2023年4月

檜垣　靖樹

福岡大学スポーツ科学部

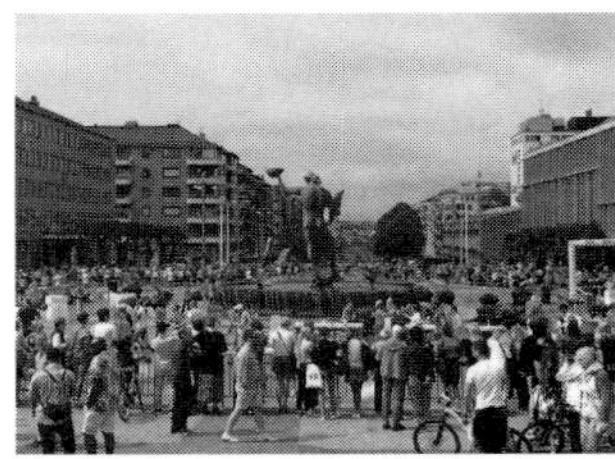

Gotaplatsen　ポセイドン広場

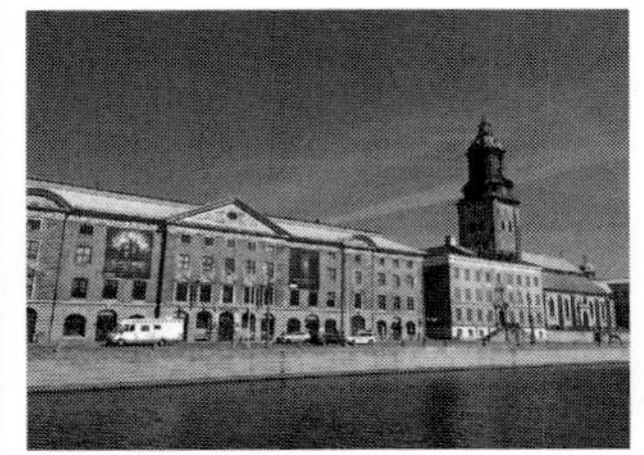

イェーテボリの街並み

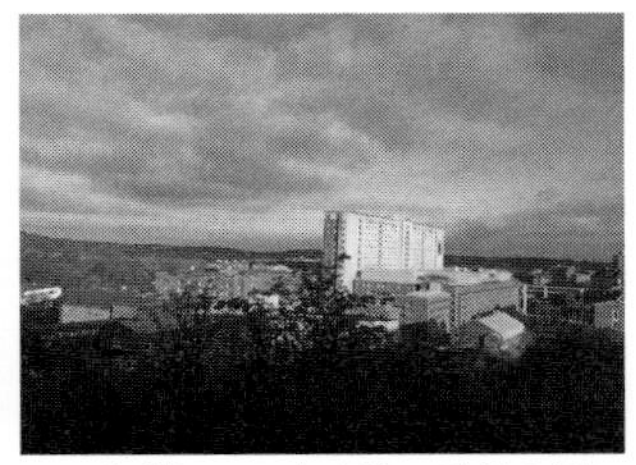

シャルグレンスカ病院　手前の低い建物がHeart and Lung Institute

はじめに

糖尿病の治療に運動は食事、薬物療法とともに重要な柱です。また運動の効果には短期的効果と長期的効果があります。短期的効果は食後の30分間の有酸素運動でも血糖値は前値に比較し明らかに低下します。また、長期的効果として有酸素運動は血糖コントロールに有利なミトコンドリアが豊富な"赤筋"を増加させます。このことによって骨格筋に取り込まれた脂質は蓄積されることなく燃焼を続けインスリン感受性が改善し糖代謝が改善します。

すなわち、運動は血糖降下という短期的効果に加え、血糖値の安定化、インスリン抵抗性の改善、肥満解消、心肺機能の向上、骨関節機能の維持改善が得られます。さらに数量として表しにくい心身のリラックス、リフレッシュ効果も大事です。

本書は特殊な検査道具を必要としない脈拍、自覚症状から処方する運動指導の仕方（ステップ1,2）から、実地医家でも応用可能な脈拍がチェックできる市販のエルゴメーターと自覚症状を用いた運動処方せん（ステップ3）。さらに自転車エルゴメーターに簡便な血糖測定、血中乳酸測定、血圧、脈拍測定を併用し、有酸素運動閾値を確実に把握し、安全な運動強度を設定できる運動処方せん（ステップ4）の書き方を解説しています。

ステップ1－3は医師、看護師はもちろん、健康運動指導士、理学療法士、運動インストラクターの皆さんを対象に考えての運動処方せんの出し方を組んでいます。

その方にあった運動強度の指導をしてください。

ステップ4は治療中の疾患によってバイタルのチェック、採血が必要な患者さんへの運動処方せんの出し方を解説しました。

本書はランニング、ジョギング処方の本ではありません。あくまでも“歩き方”処方の出し方を提案しました。“歩き方”がうまくできるようになり運動強度、持久力が上がるとランニングもしたくなるでしょう。最後に１型、２型糖尿病の患者さんがチャレンジするマラソンの準備の仕方、走り方も示しました。

また、ティータイムを随所に挿入し、運動の楽しさ、運動への親しみがわくように工夫しました。最後に、健康のための運動実践の仕方、軽い肥満傾向の方の減量作戦、ジョギング、マラソンの走り方にも私の経験を含め楽しんで読んでいただくようにしました。

2023 年４月

三村　和郎

目　次

1. 運動するときの身体の状態の変化（生理と代謝）[1)]

体内に摂取された炭水化物は糖質に代謝され、糖質の50%は肝臓に吸収され、残りの糖質の70%が骨格筋で処理されます。食後の骨格筋の糖質の取り込みにはGLUT4が重要です。グルコース輸送体の一種であるGLUT4は主に筋肉組織や脂肪組織に発現するタンパク質であり、インスリン刺激に応じて血中のグルコースを細胞内に取り込み血糖値を下げる役割を担っています。肥満など生活習慣、加齢、運動習慣の低下に伴う骨格筋量の低下のためインスリン抵抗性が生じると糖代謝に大きな影響を及ぼします。

一般的に筋肉運動により、筋肉内グリコーゲンを利用したグルコースの利用が急速に増加します。同時に運動が強くなると乳酸も筋肉中、血液中に増加してきます。一方、脂肪組織では脂肪の分解が起こり、遊離脂肪酸（FFA）とグリセオールが血中に放出され、血中FFAは運動中の筋肉内で利用されます。筋肉内で産生された、乳酸、グリセオールは、肝臓で糖新生の原料として使われます。さらに運動による交感神経の亢進によりインスリン分泌は抑制され、血中インスリン濃度は低下します。また、血液中の糖質は筋肉，肝臓に利用されるため血糖値が低下すると考えられています。さらに運動は糖の輸送にインスリンの必要がなく第２のインスリンと言われています。

また、糖尿病状態では高血糖とインスリン不足が存在するかどうかが重要です。確かに食後の運動はインスリン作用が不足している糖尿病患者さ

無関心期
関心期
準備期
実行期
維持期
６ヶ月以内に行動を変えようと思っていない
６ヶ月以内に行動を変えようと思っている
１ヶ月以内に行動を変えようと思っている
行動を変えて６ヶ月未満である
行動を変えて６ヶ月以上である

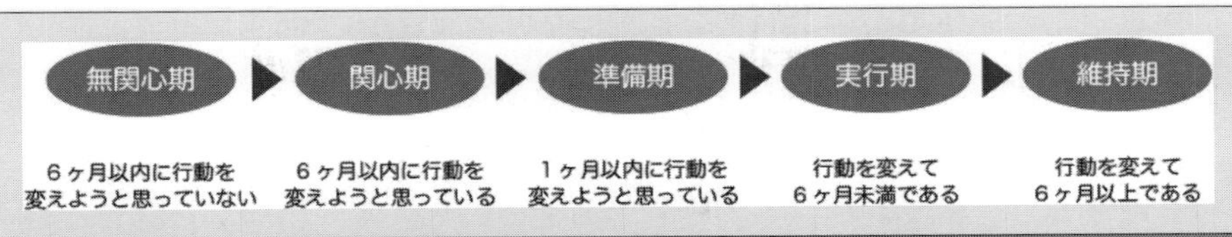

図１　運動習慣のステージ
厚生労働省　健康づくりのための身体活動指針（アクティブガイド）より

んでも血糖改善が期待できます。しかし、血糖コントロールが悪い状態のときは運動でかえって高血糖状態になったり、急激な低血糖が運動中、運動後、あるいはその日の夜間に起こることがあるため十分な注意が必要です。運動指導上の注意点は心血管イベント、血糖コントロールの悪化、低血糖、整形外科的な疾患の増悪も留意しないといけません。

運動習慣のステージは“運動習慣ステージモデル” でよく表されます。人が行動を変える場合は“無関心期”→“関心期”→“準備期”→“実行期”→“維持期”の５つのステージを通ると考えます。行動変容のステージを一つでも先に進むには、その人が今どのステージにいるかを把握し、それぞれのステージに合わせた働きかけが必要になります。厚生労働省の「健康づくりのための身体活動指針（アクティブガイド）」では、今より10分多く体を動かす「＋10（プラステン）」を勧めています。

ティータイム　運動習慣のステージ

糖尿病のような慢性の疾患の治療は本人がその気にならなければ空回りしてしまいます。患者さんは漠然とした病気への恐怖感は持っていますが具体的に踏み出せるかどうかは別問題です。その場、その場に立ち会った医師は自分なりの言葉で患者さんに語りかけています。

患者さんも恐怖感が強い時期は同意しますが、長続きはしません。専門医は自分の腕の見せ所ではがんばりますが、ある時期からあっさりと患者さんから手を引きます。残されるのは同意していない患者さんと糖尿病などの慢性疾患を担当している医師で、多くの医師は途方にくれます。

　ある意味で聞き飽きた糖尿病患者数の増加ですが、失明の原因、あるいは透析の原因の一つが糖尿病です。現在 2000 万人超の高血糖を指摘されたり、治療を勧められた（糖尿病）患者さんのうち治療を受けている、あるいは定期的検査を受けている患者さんは 400 万人ほどに過ぎません。わかりやすく例えたら 20 人の子供たち（患者さん、予備軍）がいて、授業についていってくれる子供（受診されている患者さん）は 4 人にしか過ぎないということです。残りの 16 人の子供たちは、はなから登校拒否（受診しない）、授業には出るけど先生の話は聞いていない（糖尿病、他疾患で検査は受けているが糖尿病について感心がない）のです。たった 4 人が学校の授業（診察）についていっているだけです。3 人は物分りのいい、どこにいってもうまくいく子供たち（病識のきちんとある患者さん）、1 人はこのままいくと落第するかもしれないと心配している子供（合併症が出現している患者さん）なのです。

　糖尿病の早期発見、早期治療が盛んに提唱されていますが、実はいろいろの合併症を併発してくる患者さんはこういった患者さんです。彼らは“ともすると”身勝手で、なかなか言うことを聞いてくれません。しかしつき放したら、また失明患者さん、透析の患者さんを増やすことになるのです。運動の指導にもこのもどかしさが常に付きまといます[2)]。

2. 運動処方せんの出し方　ステップ1（生活の基本運動量を増やす運動処方せん）

運動習慣を確認し、生活の基本運動量を増やします。まず患者さんの1週間の運動量を万歩計で測ってもらいます。

1日目	2日目	3日目	4日目	5日目	6日目	7日目

あなたの1週間の平均歩数＿＿＿＿＿＿＿＿歩

あなたの歩数にばらつきはありませんか。また、あなたの1日の歩数はどれにあたりますか。下に丸をつけてみてください。

歩く習慣のない人	2000歩
平均的な運動量の人	4000-6000歩
よく歩く人	10000歩以上

バス停をひとつ手前で降りて歩く、エレベーターでなく階段を使うなどの工夫をしてください。そしてあなたの基本運動量を2週間ごとに10%ずつ増やしていってください。

さらに１週間ずつの歩数の平均を下の表に記入してみてください。

1週間目	2週間目	3週間目	4週間目	5週間目	6週間目	7週間目

ティータイム　運動したくてもできない、しない理由

長年続けてきた毎晩１時間のウォーキングを、最近やめてしまいました。連れが歳を取って、散歩をいやがるようになったからです。とぼとぼ歩いては途中で立ち止まり、私の顔を見上げて戻りたそうなそぶりをします。あたりを嗅ぎまわっては、かがんでオシッコをし、そのあたりをウロウロ。ちっとも先に進みません。数年前までは散歩というと大喜びをして飛び跳ねていたのに、やはり寄る年波には勝てません。なだめすかして少しばかり歩いて家に戻ります。改めて、歩き直せばいいのですが、なんだか面倒でそのまま一緒にうちに入ってしまいます。“あんなに元気に公園で走り回っていたのにね。すっかりおばあさんなってしまって”と、愛犬の手足をマッサージしながら、ちょっとばかり感慨をもよおします。

もうひとりの散歩の相棒である夫も、足腰が痛いことが多く、以前のように積極的に歩こうとは言いません。ときどき、これはいかんと、ひとりで出かけようと試みるのですが、寒いのは嫌だし、暑いのも汗まみれになって嫌だし、さわやかな季節はあっという間に過ぎ去ってしまうし、いったん歩く習慣がこわれると、なかなか元に戻すのは大変ですね。

おしゃれな、ちょっと派手目のシューズを買いましょうか。歩く気分を高めるために。（波多江伸子）[2)]

ティータイム　誘惑カレンダーの変化[2)]

誘惑カレンダー

誘惑		1月	2月	3月	4月	5月	6月	7月	8月	9月	10月	11月	12月
穀類・いも	表1	もち						そうめん			新米	いも	
くだもの	表2							ぶどう・もも			かき	みかん・りんご	
油・多脂性食品	表5												
酒・ジュース・アイス	嗜好食品	お節・干し柿						アイス・ジュース・ビール<中元>					ケーキ<歳暮>
運動		運動不足						運動不足					運動不足
イベント		新年会		歓送迎会					暑気払い				忘年会
孫		冬休み		春休み				夏休み					冬休み
HbA1c・体重・血圧・コレステロール値の変動													

図２　誘惑カレンダー

昭和の時代。糖尿病の患者さんの年内の血糖変動はHbA1cの変化でうかがうことができました。HbA1cは夏場に下がり、冬場に上がる弓形を描くことが多かったのです。私の昭和の夏の原風景はうちわ、扇風機の世界です。それに蚊帳と蚊取り線香が見慣れた風景で母は居眠りしながらうちわであおいでくれていました。これでは食欲が減退し夏痩せしますよね。その一方、日は長くなり運動量は増えるのでHbA1cは夏には穏やかに低下したものです。そこで私たちはこの“誘惑カレンダー”を作り患者さんたちに食事、運動の大事さ、習慣の怖さを訴えました[2)]。

平成の時代に入るとこの傾向が薄れ、夏太りする人が増えてきました。原因はエアコンの普及、“熱中症”騒ぎのようです。日中はエアコンの前から離れずゴロゴロ、パリポリの生活で夏太りする人が増えてくるのは当たり前のこと。

ところがこの 3-4 年の令和の時代になると、またまたこの傾向が消えてきています。“コロナ禍”のためでしょう。人は感染を嫌い家族が集まること、外出、外食を避け運動量も落ちてきています。この“誘惑カレンダー”は大人の糖尿病の患者さん向けに考案したものですが、現在は大人から子供たちまでにおよぶ普遍的な生活環境の変化への注意喚起が必要になってきているようです。どう転ぶかわからない“コロナ禍”の現状は、なんとなく懐かしい感じすらする“誘惑カレンダー”の再編集も必要なようです。

しかし、この“誘惑カレンダー”の教えてくれるところは四季、自然の変化に富む日本は常にこういった素敵な誘惑に注意しないといけないということと、やはり糖尿病治療において運動、食事の重要性は変わらないということです。

3. 運動処方せんの出し方　ステップ２（特別に運動をするのに問題のない患者さんへのまとまった運動量を増やす処方）

次のステップは患者さんの運動能力に応じた運動強度、まとまった運動処方の出し方を解説します（図３）。

事前の練習：脈の測り方とボルグのスコア（自覚的運動強度）

① 運動強度の目安は脈拍数で知ることができます。手首の親指側に反対の手の指を軽くのせたり、のどぼとけの外側に指を当てて測ります。運動直後、あるいは運動後10－15秒後

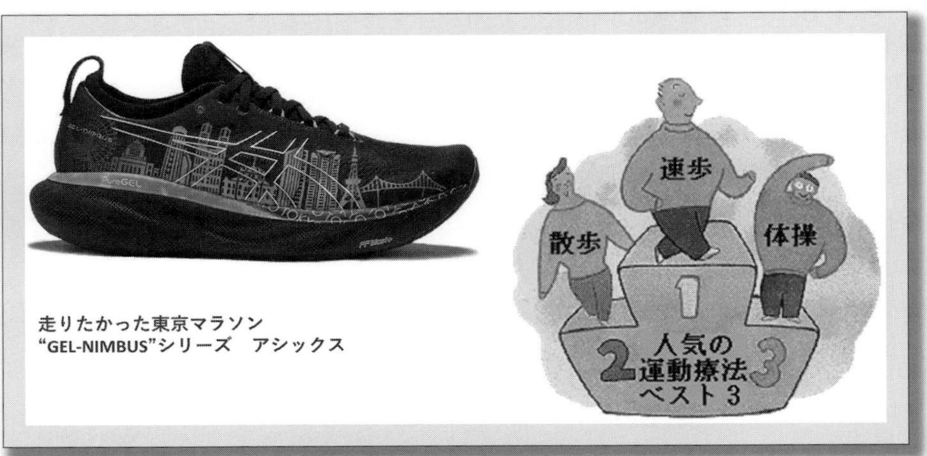

図３　ウォーキングの準備

に 15 秒間測り、下の式に入れましょう。

あなたの安静時の脈拍はいくつでしたか　　脈拍 x 4 =　　　拍

運動中の脈拍数　　運動直後の脈拍 x 4 =　　　拍

運動中の脈拍数=運動したあと 15 秒間の脈拍数 X 4 + 10 =　　　拍

② 運動強度は運動中に感じるきつさ（ボルグのスコア）もよい目安です。目標とする“感じる”つらさは“楽である”から“ややきつい”です。“ややきつい”強度の具体的な自覚症状は
“運動中話しづらくなる”
“息が弾んでくる”
“汗ばんでくる”
“脈拍で 100-130 の間”の強度です。

これは田中宏暁先生が提唱されたニコニコペースウォーキング、スロージョギングにもつながる考え方です[3,4]。

ボルグのスコア（主観的強度） 数字の 10 倍が脈拍です

7　非常に楽である	13 ややきつい
8	14
9　かなり楽である	15 きつい
10	16
11 楽である	17 かなりきつい
12	

ティータイム　ボルグのスコア

　ボルグのスコアは自覚的運動強度（Rate of Perceived Exertion RPE）の優れた指標です。スウェーデンの心理学者グンナー　ボルグが 1970 年に作った主観的運動強度の指標です。これは 20 歳代の若者を対象とした検査の結果のスコアで、つらさを表現する言葉（主観的表現）と安静時心拍数を 60 拍／分、最高心拍数 200 拍／分と仮定した脈拍数を併せたスケールです。

　ボルグのスコアの 10 倍はほぼ運動時の心拍数にあたります。

■ステップ２−１　最大酸素摂取量の 50% 強度の運動 （推奨される運動の強度）の脈拍数の計算の仕方[3,4]

　運動ペースは年齢によって違いますので、おすすめできる運動の強度での推定脈拍数（15 秒間）をまず計算します。

推定脈拍数＝（32- あなたの年齢 /8）x 4 ＝　　　　　拍①

　次に、あなたのペースで公園などを５分間ほど歩いてみましょう。目標とする“感じるつらさ”は“楽である”から“ややきつい”です。先ほど記載しました自覚症状

“運動中話しづらくなる”

“息が弾んでくる”

“汗ばんでくる”

“脈拍で 100-130 の間”などを感じる強度を確認してください。

脈拍数＝運動した直後の脈拍数 x 4 ＝　　　　　拍②

①と②のどちらか低いほうがあなたの目標運動強度です。

目標脈拍数を書いてください1分間に　　　拍（15秒間に　　　　拍）

歩行中の心拍数の範囲

	20歳代	30歳代	40歳代	50歳代	60歳以上
運動中の脈拍数	113-148	110-143	107-138	104-133	101-128
運動直後15秒間の脈拍数	26-35	25-33	24-32	24-31	23-30

■ステップ２－２　運動能力の推定の仕方

このステップ２－２はステップ２－１をより科学的に解析したものです。その方法はこうです！！[4)]

ペースメーカー役の方を先頭に1周200-500mくらいのコースを4-5分間歩きます。あなたは脈拍を記入するノートと筆記具を持ち、歩き終わったあなたの脈拍と自覚する“きつさ”をノートに記入してください。最初は“かなり楽である”ペース、次に“楽である”、そして有酸素運動で目指す“ややきつい”スピードでペースメーカー役の方は歩いてみてください。リーダー役のペースメーカーは歩いている途中で、参加者に“ややきつい”自覚症状に注意して歩くように指導してください。そしてペースメーカー役は同時に3-4回の違ったスピードでの100mに要した時間を測っておきます。

歩き終わったら、記録用紙に歩行後15秒の脈拍数、主観的強度を記入

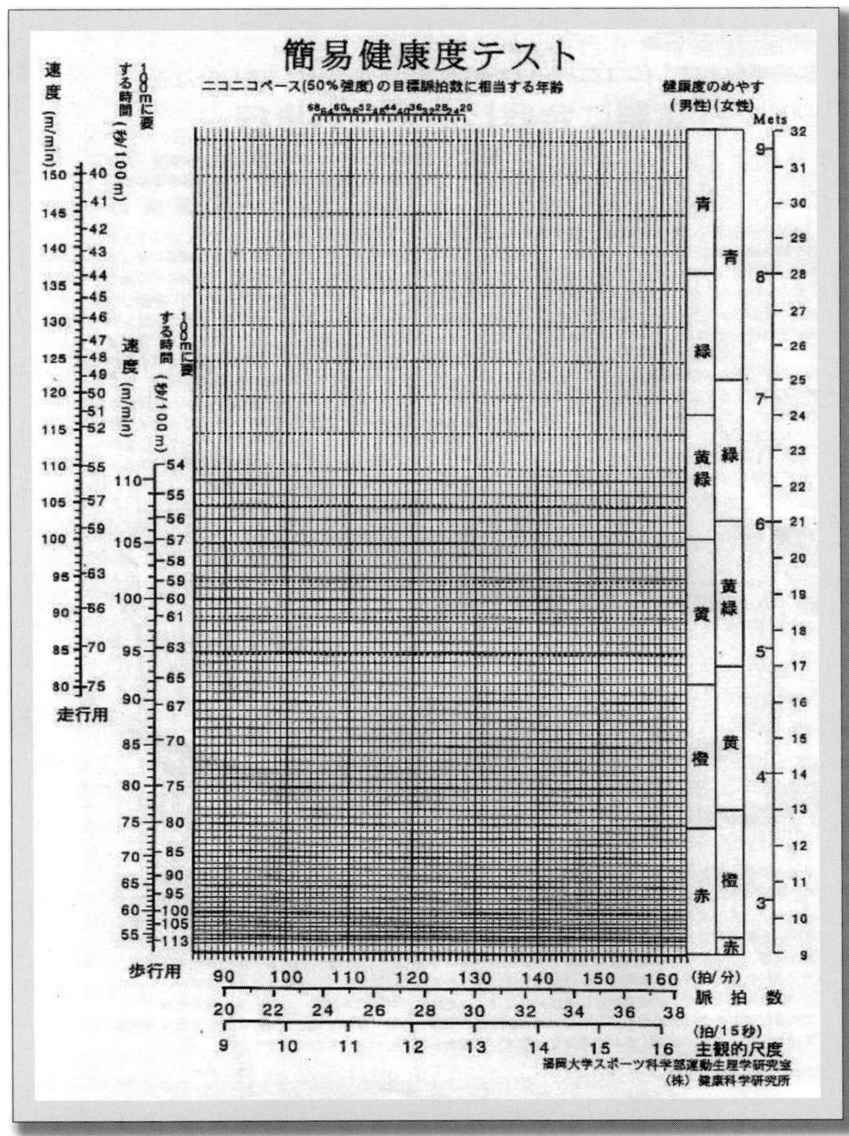
簡易健康度テスト
ニコニコペース(50%強度)の目標脈拍数に相当する年齢
健康度のめやす
(男性)(女性)
Mets
速度(m/min)
100mに要する時間(秒/100m)
走行用
歩行用
青
緑
黄緑
黄
橙
赤
(拍/分)
脈拍数
(拍/15秒)
主観的尺度
90 100 110 120 130 140 150 160
20 22 24 26 28 30 32 34 36 38
9 10 11 12 13 14 15 16
福岡大学スポーツ科学部運動生理学研究室
(株) 健康科学研究所

図４　簡易健康度テスト

してみましょう。そして脈拍と“きつさ”をグラフに記入していきます。

グラフの横軸は“脈拍数”、自覚する“きつさ”です。また縦軸は“100m に要した時間”です。

まずグラフに“あなたの脈拍数”と“100m に要した時間”の交点に丸印をつけていきます。また、同じようにあなたの運動中感じる“きつさ”と“100m に要した時間”の交点を同じように×印をつけていきます。そして丸印同士、×印同士を直線で結んでください。

■最大酸素摂取量の 50% 強度の推定脈拍数の計算の仕方

運動ペースは年齢によって違いますので、最大酸素摂取量の 50% 強度に相当する推定脈拍数（15 秒間）を計算します。

推定脈拍数＝ 32- あなたの年齢 /8 ＝

○印のライン、×印のラインに推定脈拍数から求めた脈拍から縦に線を引きます（あらかじめ引いていても結構です）。さらに○印のライン、×印のラインとの交点から横に線を引き“歩くスピード”を求めます。さあ“心拍数”から求めたあなたの運動能力にあった“歩くスピード”と、“自覚する運動強度”から求めた“歩くスピード”がわかりましたか。

図 5 が 46 歳のボランティアさんの実例です。

下の 26.25 拍は 32- ボランティアさんの年齢　46 歳 /8 ＝ 26.25 拍 “安全にできる 15 秒間の推定脈拍数”です。1 分間では 110 － 120 拍にあたります。グラフからも 100m に要する時間が 60 秒から 65 秒で歩

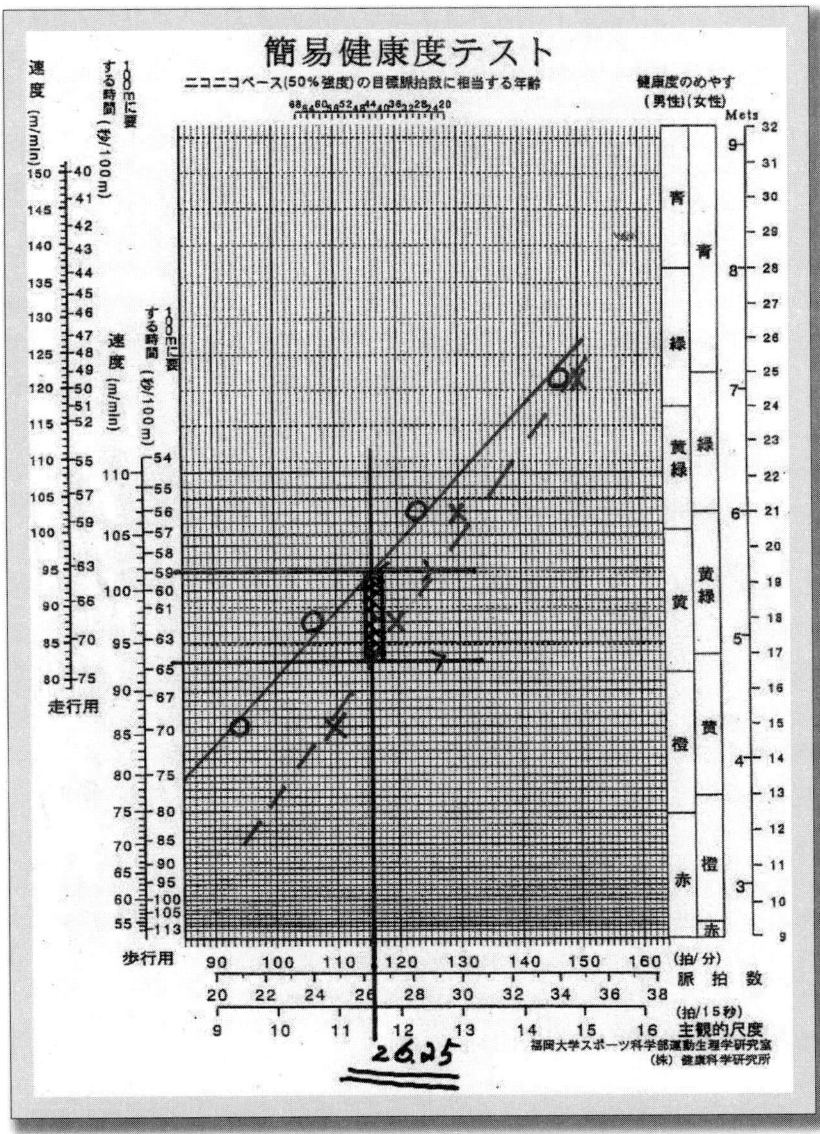

図５　簡易健康度テストの実際

けば安全ですと出ます。この時はあらかじめ計算して 26.25 に縦線を引いておきました。

ペースメーカー役に最初は“かなり楽である”ペース、“楽である”、そして有酸素運動で目指す“ややきつい”スピードで歩いてもらいます。46 歳ボランティアさんがペースメーカーについて歩いた検査結果の解析記入例です。各スピードのウォーキングの後に、15 秒間の脈拍と自覚症状（ボルグのスコア）の表にきつさを記入してもらい表を作りました。

ペースメーカー役は 100m あたりの時間を同時に測り、表の記入を指導します。

休憩所で脈拍と血圧を測り、わいわいがやがやと記入していくとなかなか楽しいものです（図 6)。

処方する運動量はどちらかの低いほうで処方しましょう。そして、トレーニングを積んできたと感じたら高いほうに設定を変えます。運動を続けて慣れてきたら２-３か月ごとに運動能力の再評価をしましょう[3)]。

実際の大濠公園での運動指導は、公園には 100m ごとにマークがつけてあります。マークごとにスピードを変えて歩いて、脈拍を計測していただきステップ２－１に従い指導していました。“ややきつい”速度での脈拍数を確認する作業です。要点は自分の脈が測れること、ボルグのスコア（自覚的運動強度）を理解していただいていることです。簡単でしょう！！

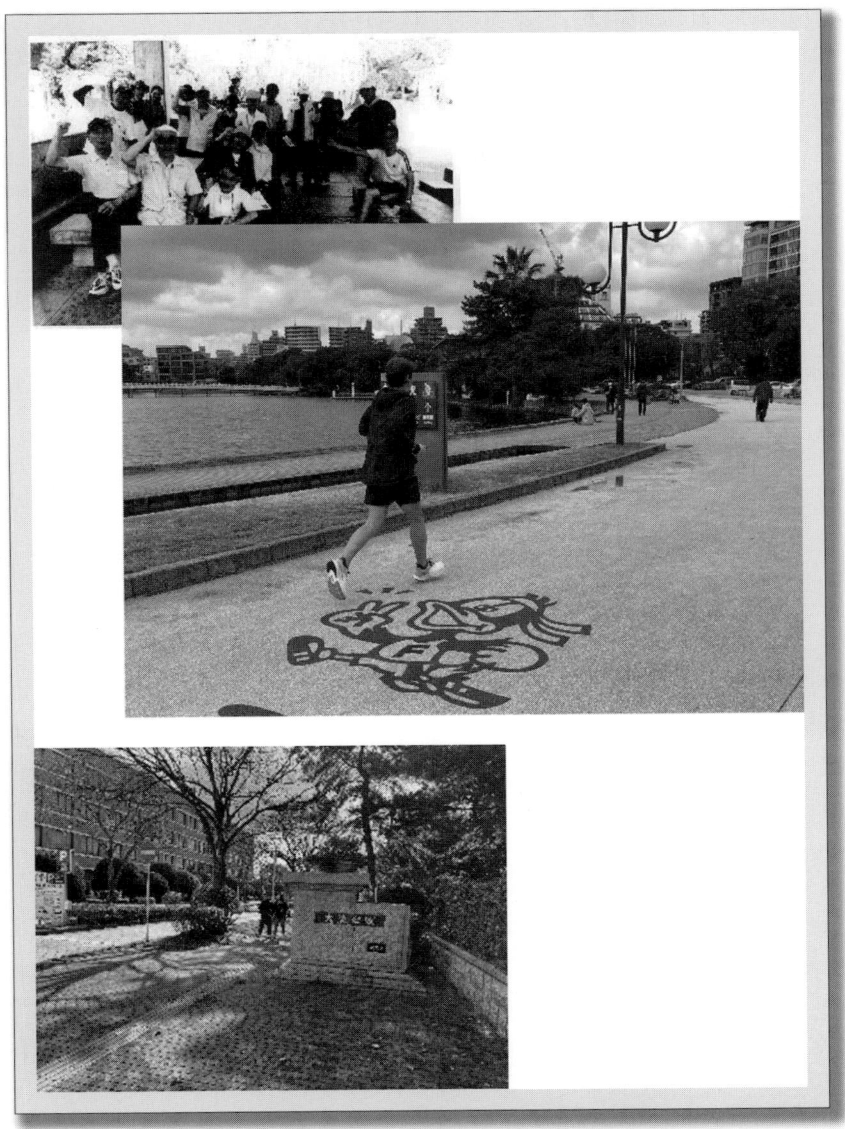

図６　大濠公園での運動の１シーン

まとめとしての運動能力測定表 （ステップ２）

令和　　年　　月　　日

お名前　　　　　　　　　　性別　男　　女　年齢　　　歳

身長＿＿＿＿＿cm　体重＿＿＿＿＿kg　血圧＿＿＿/＿＿＿mmHg

あなたの体の状態　　　　　　糖尿病
空腹時血糖 / 食後血糖　　　＿＿＿/＿＿＿
HbA1c （正常値 4.6-6.2%）　＿＿%
高脂血症　HDL コレステロール　／LDL コレステロール＿＿＿/＿＿＿
中性脂肪＿＿＿＿＿＿
安静時脈拍　　＿＿＿＿拍 / 分

100m に要する時間	運動直後の脈拍数	主観的強度
秒	拍	
秒	拍	
秒	拍	
秒	拍	

主観的強度
7　非常に楽である
8
9　かなり楽である

11 楽である

13 ややきつい
14
15 きつい
16
17 かなりきつい

歩行中の心拍数の範囲

	20 歳代	30 歳代	40 歳代	50 歳代	60 歳以上
運動中の脈拍数	113-148	110-143	107-138	104-133	101-128
運動直後 15 秒間の脈拍数	26-35	25-33	24-32	24-31	23-30

（福岡大学スポーツ科学部運動生理学研究室編を改変）

ティータイム　年齢で違う“歩き方”スタイル

Young age：　心も体も若い方の“歩き方”スタイルはファッションと Exercise と考えていいのかなと思います。

“ファッション”の延長ですので“カラフルな、こんな機会じゃないと買えないウェアーを買いましょう。少しお財布のひもをゆるめてわくわくのショッピング”で始まるのが Young age“歩き方”のスタイルです。次に“ジョギング”、“ランニング”への発展を意識した“歩き方”Exercise を志向する方はシューズ、姿勢を意識して、足を痛めないコースを選んでください。

Middle age：　そろそろ運動不足のメタボ、健診結果も気になる Middle age の方の“歩き方”は歩く機会、習慣を考えなおしてみることから始めましょう。運動をしない理由は“時間がとれない”、“忙しくて疲れている”でした。ならば日常生活に運動を取り入れましょう。その方法は車生活に距離を置くこと。“通勤時間”、“生活の中”に運動を取り入れましょう。具体的には通勤の服装はジョッギングウェアではいけないでしょうから、ウォーキングシューズ（ジョギングシューズではありません）の選択、歩行計を使っての自分の運動強度を把握し運動強度を３メッツだったら４メッツに上げるなど、自分の運動強度を増やしていきます。運動としてのまとまった時間が取れなくても“歩き方”は変わってきます。

Senior age：　体力維持、増進。つまり今盛んに言われている“高齢者のフレイル”防止ではなく、あなたの気持ちと体の衰えを逆手にとっての気力、体力の増進です。運動ができない理由の一つが膝、腰が痛いなどの“身体の支障”です。そのためには“歩き方”、シューズの修正が必要です。次項正しい歩き方で説明します。“歩き方”のフォームは歩き方で説明しましたが背筋をしっかり伸ばし、目線を高くします。歩幅は広めにし、膝を痛めないようにフォアフットではなく足全体で踏み込んでください。シューズはソールがやや厚く、足の運びにリズムをつけるためにも少し重めのシューズもいいです。

また、Senior age は運動活動量“歩き方”から身体活動量（メッツ）に視点を変える必要も出てきます。

“歩き方”はこんな風にあなたに合うスタイルを探してください。この項は“えこる®”の歩行改善士さんにコメントをいただきました。

■ウォーキングのコツ

運動の準備

ウォーキングの準備です。ウォーキングは足にあったシューズやウェアを準備することから始まります。夕方に足あわせをしてかかとに指が一つ入るくらいの余裕をみてください。ジョギングと違い、クッションのしっかりしたソールの靴を選びます。薄いジョギングシューズでしゃれた煉瓦道を歩くと足を痛めます。そしてカラフルな、こんな機会じゃないと買えないウェアを買いましょう。少しお財布のひもをゆるめてわくわくのショッピングです。

（波多江さんも書いていますよね）。

そしてコースはなるべくフラットな道を選んでください。アスファルト道の端は案外、傾いていることをご存知ですか。それも足腰を痛める原因になるので気をつけて！！　専用のジョギングロードがあればとてもいいです。一定間隔で距離のマークがついていたり、反発がよく、滑らないラバーチップ舗装のジョギングロードがあれば最高です。

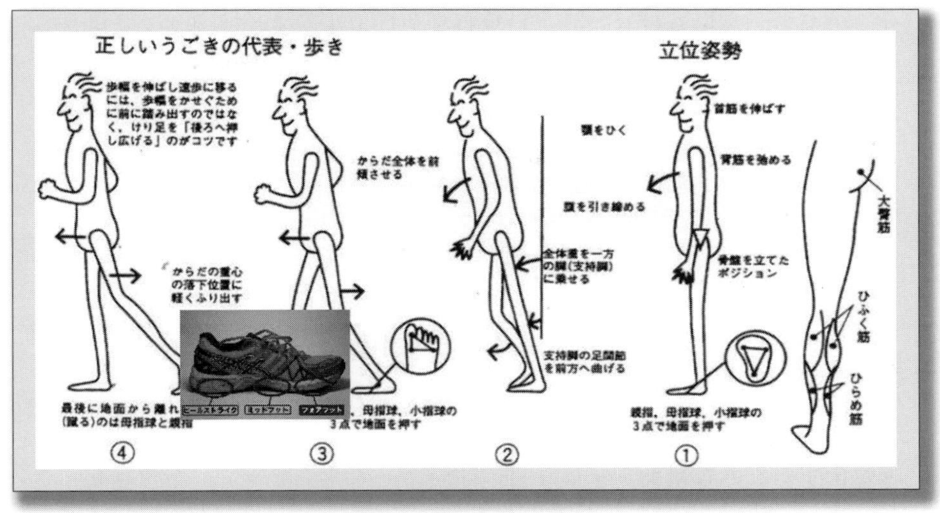

図７　正しい歩き方
（健康運動とは：ニコニコペースで体制に合った正しい動きをしましょう　進藤宗洋より）

運動のフォーム（図７）

- 余計な疲労を避けて安全な歩行運動を楽しみましょう
- 姿勢よく（あごを引く、背筋を伸ばす）
- フォアフット部分（足の付け根あたり）から着地し、足の裏全体を使って、押し出すように歩く
- 最適な歩幅は“前にならえ”の格好で腕を前方に伸ばした時の、手首から脇までの長さがそれです。地面にその長さの線を引いてみてください。きっと“えい”と手を振らないとまたげないはずです
- 腕は自然に、前後に振る
- そしてリラックスして

このフォームはちょっと前方に重心をかける感じで、フォアフット部分（足の付け根あたり）から着地することを意識すれば自然と上のフォームになります。

また荷物は手に持たず、リュックにすれば自然に背筋が伸び、手も振れますよね。

実際のウォーキングの確認は日本スロージョギング協会のホームページを開いてみてください。

スロージョギング® SLOW JOGGING https://www.slowjogging.org/

■ウォーミングアップとクーリングダウン

安全で効果的な運動をするためにはウォーミングアップ（準備運動）とクーリングダウン（整理運動）を入れてください。運動をしたために起こる障害の原因は、ウォーミングアップとクーリングダウンの配慮が不足して起こることが結構あります。筋肉はそんなに若くはありません[5)]。

ウォーミングアップとクーリングダウンのストレッチ体操に加えて30分くらいの有酸素運動をすることになります。

■運動をする時間帯

運動時間は早朝が最も代謝効率がいい運動時間とされますが、病気をお持ちの方は起きぬけの運動はストレスがかかりますので、できれば避けましょう。インスリンや経口糖尿病薬を飲んでいる方は食後1時間ないし1時間半ぐらいにしましょう。これは低血糖を予防するためと、食後高血糖を抑えるためです。

■継続時間

運動は週に最低3回行いましょう。糖代謝に対する運動効果は2-3日間しか持続しないとされるからです。分割してもいいのですが、できれば30分は継続を。つまりは5分の最適距離を6倍して歩いてください。例えば5分の最適距離が500mなら、30分で3kmです。大体、10分間歩くと1000歩にあたると考えていただくといいと思います。そうすればリフレッシュ間違いなしですよ。

ウォーキングに慣れてきたら、30分歩いた後、15秒間の脈拍数の確認をしましょう。もし目安の脈拍数より多ければ次回からペースを落とし、目安よりも少なければペースを上げてください。ウォーキングも回数を重ねると“最適な速さ”も上がるはずです。

糖尿病の方は最低15分間の運動を続けましょう。それは10-15分くらいから血液の糖分が燃料として使われる（血糖が下がり始める）からです。太った方は30-40分くらい続けられる軽度の運動を行います。ゆっくりと長い運動のほうが効率よく脂肪を燃やすからです。

■歩き方処方

ウォーキングはもっとも手軽にできる基本の運動です。また、ウォーキングは全身運動ですが運動の種類は皆さんの得意なものでいいでしょう。要は有酸素運動を意識したあなたの得意な運動を選ぶことです。インターバルが入る運動や運動強度が強かったり、弱かったりする運動は運動強度の把握が難しいことに注意してください。また、近頃はウォーキングにストレッチを加えたほうが筋肉、骨、関節を強化することができるとも言われています。

そして1日に歩いた数を歩数計で把握し、体重と一緒に記録をしましょう。その積み重ねが達成感につながります。私たちの日常生活の運動量は万歩計で推測できます。男性の方で歩く習慣のない方の歩数は3000歩以内、女性は2000歩以内。少し足早な運動では10分で1000歩歩きます。10分歩いて1000歩を超えてない方はゆっくり歩きすぎ。1000歩を超えていたら運動になっています。平均的運動量は男性では3000歩（生活歩数）＋4000歩（通勤に20分往復歩行）でも7000歩です。これに30分のウォーキング（3000歩）をプラスしてやっと1万歩です。女性はもっと大変です。

平均的運動量の男性	平均的運動量の女性
3000歩（生活歩数）	2000歩～3000歩（生活歩数）
＋4000歩（通勤に20分往復歩行）	通勤がないとお買い物です
	＋4000歩
	（1時間弱のお買いもの）
計7000歩です	計6000～7000歩です

＋30分の（3000歩）歩行で1万歩です[7)]

■運動の結果の記録

運動の結果を“目にみえる”もので表しましょう（図8）。
ウォーキングを含め1日に歩いた数を歩数計で把握し、体重と一緒に記録をしましょう。具体的には私たちも手に入れられる“歩数計”です。近頃の歩数計は“ウォーキング メジャー”と呼称を変えていたり、仕事も優れものが多いです。例えば1日の運動としてではない生活歩数、運動

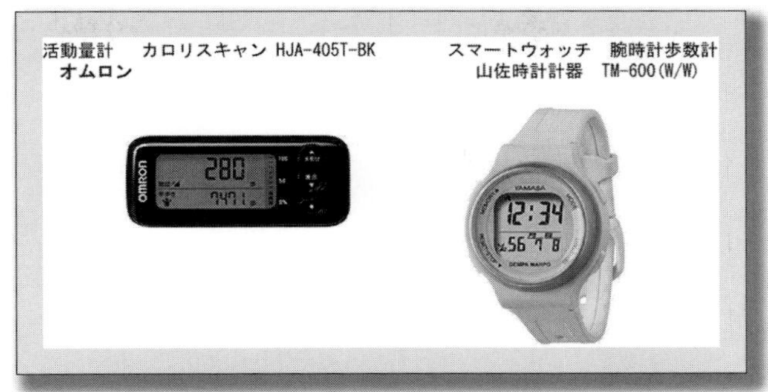

図８　万歩計　ウォーキングメジャー

として歩いた歩数を区別したり、運動の総消費量を計算したり、消費脂肪量を表記したり、歩幅を入力すると走行距離に換算したり。歩数は食べ物のカロリーと比較するため kcal でも表されます。１日の活動量は基礎代謝量に加算され総消費量として表記されますし、階段など垂直方向の移動も強度が違うので別に示されます。しかもその歩数計をスマホにかざせばすべてのデータを自動的に転送する機能もあります。メモリーも数週間は記憶してデータを飛ばしたり！！私たちよりも賢いのではと思うくらいです。この作業は励みになります。

患者さん主体で達成感を確かめられるのは運動と体重でしょう。でも歯を食いしばって歩いてはいけません。四季折々でお気に入りのコースを決めて、仲間たちとわいわい歩くのがいいでしょう。同行の方がいると長続きします。生活習慣が変わればカラダも変わります。さあ早速出発です。

ティータイム　活動量計 カロリスキャン

　ある日、私は歩数計がどれくらいその日の運動量を解析してくれるかと歩数計（活動量計 カロリスキャン HJA-405T-BK オムロン）でフォアフットを意識した6000歩のウォーキング（スロージョギングに近い）を含んだ1日をシミュレーションしてみました。具体的には3000－4000歩は生活歩行で、6000歩はフォアフット歩行をしました。

　スマートフォンアプリ　オムロンコネクトは歩数10095歩。距離にして7.7km。早歩き歩数6203歩（この歩数計は毎時6km以上の歩行、ジョギングの歩数を計測でき、フォアフット歩行は早歩きと認識します）ときちんと記録していました。そのほかに活動カロリー、総消費カロリー、脂肪燃焼量、階段上り歩数を示してくれます。結果を見るだけで楽しめます。

ティータイム　コースを決める

コースを決める。仲間を作る。四季折々でお気に入りのコースを決めて、仲間たちとわいわい歩くのもいいでしょう。同行の方がいると長続きします。私もワンちゃんたちとお散歩していました。生活習慣が変わればカラダも変わります。

福岡市西区の海の近くに住んでいる私は（図９）

1. 春から秋は海岸沿いに能古の島渡船場の近くまでフェリーを見に行きます。
2. 白魚の季節は室見川に梁（やな）を見に川沿いに歩くコースも選びます。
3. 近くの愛宕神社にはお供えの“愛宕餅“を買うのも兼ねて、山登りコースを選びます。

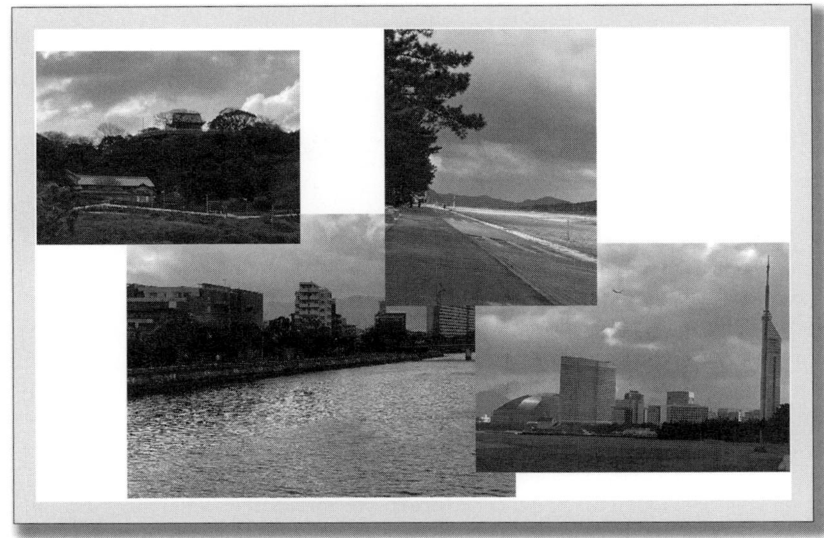

図９　四季折々でお気に入りのコース

4．距離が稼げるときは百道浜、ドーム球場まで行きます。

そして四季の花がきれいに咲くお隣さんの花を見るご近所コースも作っています。

皆さんもお気に入りのコースを作りましょう。

日常活動におけるエネルギー消費量は摂取カロリーと同じキロカロリー（kcal）で表されることが多く、ダイエット時代の現在は食事にも我々になじみやすいカロリーが表記されています。運動のエネルギー消費量は単位時間あたり、体重あたりのカロリー（kcal/kg/min）で表します。例えばジョギングでは0.1384 kcal/kg/minです。しかし実際の消費カロリーとしてはなじみが薄いです。

また、運動や労働の強度を表すにはRMR（Relative Metabolic Rate）やメッツ（METs：Metabolic equivalents）が用いられています。RMRは運動や作業などの活動がどれくらいか、活動強度、労働強度を評価する指標として考案され、活動時の総エネルギー代謝量から、安静時のエネルギー代謝量を引き、基礎代謝量で割って計算します。メッツは安静時（静かに座っている状態）を1とした時と比較して何倍のエネルギーを消費するかで活動の強度を示します[4)]。

歩く・軽い筋トレをする・掃除機をかける・洗車する・子どもと遊ぶなどは3メッツ程度。

やや速歩・ゴルフ（ラウンド）・通勤で自転車に乗る・階段をゆっくり上るなどは4メッツ程度。

ゆっくりとしたジョギングなどは6メッツ、エアロビクスなどは7メッツ、ランニング・クロールで泳ぐ・重い荷物を運搬するなどは８メッツ程度といったように、様々な活動の強度が明らかになっています。

ウォーキング、ランニングの運動強度をメッツで表すと時速がメッツ強度になります。メッツは運動時のエネルギー消費量が安静時エネルギー消費量の何倍になるかという単位なので勧められるウォーキングペースであるボルグのスコアの“やや息が弾むスピードで歩く”は時速５㎞－６㎞で５－６メッツとなり安静時に比較して5-6倍のエネルギーが消費されると考えてください。

運動によるエネルギー消費量は身体の大小、性、年齢で異なりますのでRMRは実際的ではありませんし、メッツは大まかな運動の種類で分けるだけですので同じ運動でも正確な強度を表すのは大まかすぎます[4,6)]。

簡易健康関連体力（健康度）テスト
記録用紙

測定日　平成 11年 4月 23日（ 金曜日）

天候	晴れ・(くもり)・雨・その他（　　）	気温	22 ℃

氏名	七隈　とん美	性別	男・(女)
生年月日	M・T・(S)　53年　4月　16日生	年齢	20 歳
身体の調子	(よい)・ややわるい・わるい	安静時脈拍数	65 拍／分

健康関連体力測定の記録			
100mに要する時間（秒）	15秒後から15秒間の脈拍数	主観的強度（尺度）	
70 秒	22（ 98 ）拍	11	7　非常に楽である
61 秒	25（ 110 ）拍	12	8 9　かなり楽である
58 秒	29（ 127 ）拍	13	10 11　楽である
55 秒	33（ 142 ）拍	14	12 13　ややきつい
走　48 秒	36（ 154 ）拍	16	14 15　きつい
秒	（　　）拍		16 17　かなりきつい
秒	（　　）拍		

歩走行中の心拍数の範囲

	20歳代	30歳代	40歳代	50歳代	60歳代
運動中1分間の脈拍数	113～148	110～143	107～138	104～133	101～128
運動終了15秒後から15秒間の脈拍数	26～35	25～33	24～32	24～31	23～30

福岡大学スポーツ学部運動生理学研究室
株式会社　健康科学研究所

身体運動とMets

種　　目	Mets値
階段下り	3.0
ゴ　ル　フ	3.5
ラジオ体操	4.5
軽いエアロビックダンス	4.5
エアロビックダンス（中等度）	6.0
ゆっくりとした階段昇り	7.0
エアロビックダンス（強　度）	8.0
ゆっくり縄跳び	8.0

歩行と走行の速度とメッツ数

	分速	メッツ		分速	メッツ
歩く	60m	3.0	走る	120m	7.5
	70m	3.5		130m	8.5
	80m	4.0		150m	10.0
	90m	4.5		180m	12.0
	95m	5.0		200m	14.0
	100m	5.5		300m	20.0
	110m	6.0			

（6）運動強度と身体と心の反応

運動強度（パーセント最大酸素摂取量）	脈拍数（拍/分）年齢（歳）20～29	30～39	40～49	50～59	60以上	心と身体の反応：運動中の感じ	エネルギー源となる糖質と脂質の割合	血液中の乳酸濃度（疲労と代謝調節物質）
100	190	185	175	165	155	ひどく呼吸が乱れ、これ以上は運動を続けられないという感じ、危険度が高い	ほとんど糖質	指数関数的に増加し100%では最大量に近い
90	175	170	165	155	145		直線的に糖質代謝が増加し脂質代謝が減少する	
80	165	160	150	145	135			
70	150	145	140	135	125	相当に呼吸がはずむ、強くてもここまで		
60	135	135	130	125	120	ニコニコペース話しながら楽しく運動を続けられる	糖質と脂質がおおよそ50%ずつ	やや増加する
50	125	120	115	110	100			ほぼ安静時に近い
40	110	110	105	100	100			

4. 運動処方せんの出し方　ステップ３（エルゴメーターを用いた運動処方せんの出し方）

脈拍がチェックできる市販のエルゴメーターと自覚症状を用いた運動処方せんの出し方です。“脈拍のあがり方”、“自覚症状”で運動量を処方できます。ステップ１，２は屋外の運動処方せんの手順を書きましたが、ここではジム、クリニックなど安定した環境で運動処方せんを発行する、より客観的、科学的な方法です。

部屋：できれば室温が20-25度くらい、湿度60%以下に保てる部屋。

負荷のかけ方：我々は連続的に負荷量を上げるランプ負荷を採用しています。具体的には２分ごとに5wattずつ負荷量を上げていきます。年齢、運動習慣により20wattから始めたり、負荷量を変えてもいいでしょう。

脈拍は連続的にモニターし、自覚症状は２分ごとにインタビューしてください。乳酸閾値からさらに20watt（8分間）　運動負荷試験を続け、10-20wattのクーリングダウンをし、脈拍が負荷試験前に戻ったことを確認して終了します。所要時間は約20分です。

脈拍はランプ負荷の場合、乳酸閾値までは直線的に増加し、乳酸閾値を超えると増加の直線が変化します。検査者は被検者の脈拍と自覚症状をインタビューし、目標の運動強度は運動中感じるきつさ（ボルグスコア）で“楽である”から“ややきつい”まで強度をあげていきます。具体的な目

1.　**エルゴメーターを用いた運動処方せんの出し方　ステップ3**

市販のエルゴメーターと自覚症状を用いた運動処方せんの出し方を解説する。“脈拍，血圧の上昇の仕方”、“自覚症状”で運動量を処方できる。

部屋　　できれば室温が20-25度くらい、湿度60%以下に保てる部屋が適当である。

負荷のかけ方：負荷量を４分間に10wattずつ直線的に上げるランプ負荷を採用している。年齢、運動習慣により負荷量を変えるバリエーションは必要である。

脈拍は連続的にモニターし、自覚症状は２分ごとに主観強度をインタビューしていく。

乳酸閾値からさらに20watt(８分間)運動負荷試験を続け、10-20wattのクーリングダウンをし終了する。所要時間は約２０－３０分である。

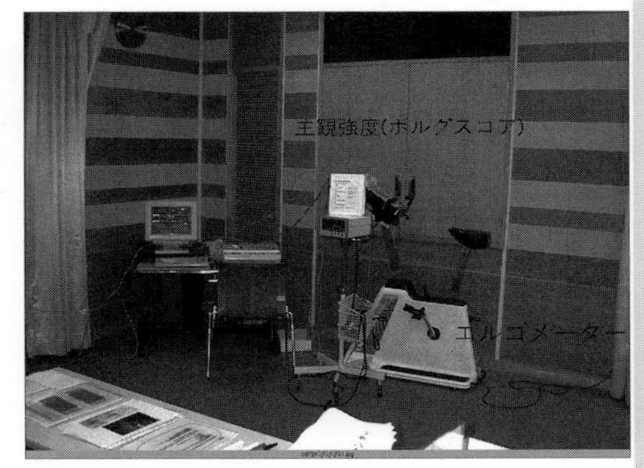

図10　エルゴメーターを用いた運動処方せんの出し方の機器のセッティング

標の自覚症状は

“運動中話しづらくなる”

“息が弾んでくる”

“汗ばんでくる”

“脈拍で 100-130 の間” などです。

この場合、血中乳酸値は測定しませんので、検査者はボルグスコアについての知識をきちんと持っていないといけません。また、運動負荷で脈拍が上昇しなかったり、急激に上昇する方の場合は次のステップ４の方法

運動中に感じるきつさ(ボルグスコア)も運動強度のよい目安です。

目標とする“感じるつらさ”は
“やや楽である”から“ややきつい”です。　また具体的な自覚症状は

“運動中息が弾んで話づらくなる”　　　“汗ばんでくる”
“脈拍で100-130の間” の強度です。

主観的強度(ボルグスコア)
7　非常に楽である
8
9　かなり楽である
10
11 楽である
12やや楽である
13 ややきつい
14
15 きつい
16
17 かなりきつい

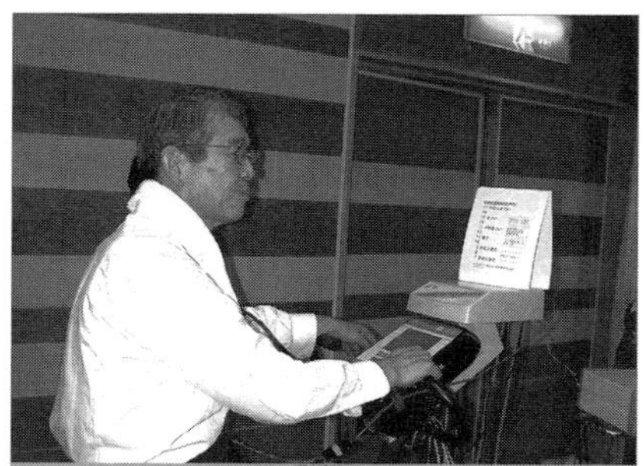

図 11　エルゴメーターと自覚症状（ボルグスコア）を用いて測定している 1 シーン

を採用されることをお勧めします。

5. 有酸素運動と無酸素運動　次のステップのための運動生理学

筋肉は強度が軽い運動（有酸素運動）の場合、筋肉中のグリコーゲンをエネルギーとして利用し、酸素供給が不足してくると乳酸代謝経路がエネルギー供給経路として活性化します（無酸素運動）。すなわち、有酸素運動の時には蓄積しなかった血中乳酸値が 2mmol/L を超える頃から有酸素運動と無酸素運動が合わさった運動状態になります。これを lactate threshold（乳酸閾値）といい、さらに血中乳酸値が 4mmol/L を超える頃から完全に無酸素運動のみの状態になります。この値を OBLA（onset of blood lactate accumulation）といいます [4,5,7,8)]。

有酸素運動はいつまでも続けることのできる“ペース”の運動で、乳酸値が 2mmol/L を超える有酸素運動と無酸素運動が合わさった運動状態はジョギングペースの運動です。無酸素運動とは完全に息止めをした 100m 走のような状態です。

血中乳酸濃度が 2mmol/L を超える時期では交感神経が緊張状態となるため、呼吸は少しずつ荒くなり（息が弾んでくる）、隣の人と話がしづらくなり、汗を少しずつかき始めたり、脈拍や、収縮期、拡張期血圧が急激に上昇します。ボルグのスコアの“楽である”から“ややきつい”にシフトする時期です。慣れてくると被検者の自覚症状で容易に乳酸閾値を推定することができるようになります。しかし、この乳酸閾値は運動習慣、糖尿病などの代謝状態、年齢でかなり相違します。

lactate threshold“乳酸閾値”以下のペースでは、筋肉では“遅筋線維”という収縮速度は遅いけど疲労しにくい“Ⅰ型線維”が働きます。エネルギー源は体内に蓄えの多い“脂肪”が中心で、呼吸も楽にできるので、長い時間走り続けることができます。ところが乳酸閾値を超えると、そのスピードに対応するために“速筋線維”という収縮速度が速く、大きな力が発揮できるが疲労しやすい“2型線維”が働きはじめます。エネルギー源は蓄えの少ない“糖”が中心となり、呼吸も量や回数が増え、全体的に“きつい”状態となります。乳酸閾値を超えるとグリコーゲンとして蓄えられた“糖”を消耗します。グリコーゲンは体を動かすガソリンの役割を果たす物でマラソンの疲労の原因は体という車の“ガス欠”(グリコーゲンの消耗)です。

私たちは、2mmol/L と 4mmol/L の 2 つの血中乳酸濃度を指標として活用しています。2mmol/L というのは血中乳酸濃度が安静時よりもわずかに上昇したレベルで運動強度としては比較的低く、フルマラソンの平均スピードと相関があります。これが“LT”point です。また 4mmol/L は“OBLA”という名称でよく用いられ、ランニングでは 10km 程度のレースペースに近い強度となります。“LT”point と“OBLA”point の間の運動強度では有酸素と無酸素運動状態が混在した状態で個人のトレーニングの結果で相違します。エンジン効率がいいか、悪いかというイメージでいいと思います。“OBLA”point を超す運動強度では無酸素運動状態になります[9)]。

運動をするときに使うエネルギー源でもっとも効率のいいのは糖質です。糖質を貯蔵している臓器は肝臓と筋肉です。肝臓には 500kcal

(125g)，筋肉に 1500kcal (375g) のグリコーゲンを貯蔵しています。マラソンの消費カロリーは 50-60kg の人なら約 2000-3000kcal を消費しますのでマラソン中の補食として 500-1000kcal は必要です。体内のグリコーゲン貯蔵量から考えても効率よい水分補給とエネルギー補給が必要なのはうなずけると思います[4)]。

ハーフ、フルマラソンを走り切れるかどうかは "LT" point のレベルと "LT" point と "OBLA" point の間の、どのレベルで走れるかどうかで決まります。トレーニングはこのレベルを変えてくれます。無酸素運動が主となる短距離のダッシュ、筋トレはほぼ全部が糖質をエネルギーにしていますが、有酸素運動では運動強度によって乳酸代謝経路も活性化するわけです[5)]。

また、運動習慣のない人と運動習慣のある人の乳酸閾値はかなり相違します。運動処方せんはその方の運動習慣トレーニング能力に応じたオーダーメイドでなければいけません。

乳酸閾値の平均的な運動強度は年齢、性別、運動習慣、疾病の程度により乳酸閾値は相違がありますが、運動をしていない健常人の乳酸閾値は 30-60watt に存在します。脈拍数は 110-130 拍 / 分、VO2max（最大酸素消費量）の 50-60%、2.5-4 メッツ（安静時エネルギー消費量の 2.5 から 4 倍のエネルギー代謝状態）です[9)]。

ティータイム　白身の魚と赤身の魚

近海魚のタイやヒラメは白身で、遠洋を回遊するマグロは赤身ですよね。この白身、赤身の違いは筋肉（身？）に含まれるミオグロビンという色素タンパク質の多寡によります。ヘモグロビンという鉄色素たんぱく質（鉄器具の赤さびの色は赤ですよね）が豊富な赤血球が赤いのと同じ理由です。赤身の筋肉（身？）はミトコンドリア機能が豊富で持久力に優れます（人の赤筋と同じです）。一方、白身の筋肉（身？）は俊敏で瞬発力が優れますがミトコンドリアは豊富でなく持久力がありません（つまり人の白筋と同じです）。そういう知識を持ってお魚を食べるとまた違った味、食感が味わえます（かな？？）。

6. 運動処方せんの出し方　ステップ４（エルゴメーターを用いた運動処方せんの出し方）

脈拍、血圧、血中乳酸、血糖値の測定での運動処方せんの出し方です。糖尿病の方、心臓病、高血圧症などで循環器の薬、降圧薬などを飲まれている患者さんに確実かつ、安全に運動処方せんを出します[10]。

負荷量はステップ３と同じです。脈拍、心電図は連続的にモニターし、自覚症状のチェックは２（あるいは４）分ごと、血圧、乳酸値などのモニターは４分ごとに行っていきます。乳酸閾値からさらに 20watt（8 分間）運動負荷試験を続け、10-20watt のクーリングダウンをし、脈拍、血圧が負荷試験前に戻ったことを確認して終了しています。所要時間は約 20 分です。

■試験の環境

ステップ３とほぼ同じです。自転車エルゴメーターは一定で負荷量が増やせるもの（できればランプ負荷ができるもの）。心電図、脈拍のモニター。自動血圧測定器、血糖、乳酸測定器（図 12）。

■検査の時間

私たちは対象患者さんに糖尿病の方が多い関係で食後 1-2 時間後に検査を開始しています。この時間帯に負荷試験を施行すれば運動による血糖抑制効果も説明できます。

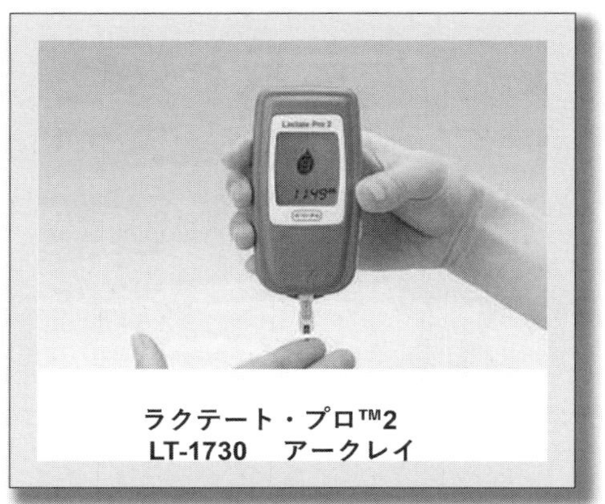

図 12　ラクテート・プロ

■運動負荷試験中に監視あるいは記録すべきもの

- 自覚症状（ボルグのスコア）、脈拍数:運動負荷の最も大事な指標です。
- 心電図、血圧、心循環系の指標：double product（脈拍 x 収縮期血圧）を求めることができます。
- 乳酸値、糖尿病の場合は血糖値も測定します。

乳酸測定により乳酸閾値がわかります。血中乳酸値、血糖値は 4 分ごとの耳たぶより採血します。各ステージ終了後の血中乳酸濃度を測定するため耳たぶから微量の採血を行います。脈拍が 100/ 分を超えた時点から 2 分ごとに測定すると、より正確に乳酸閾値が確認できます。測定は簡易測定器でも十分可能です（図 12）。

実際の血圧，脈拍，乳酸値結果を図 13の結果を用いて説明しましょう。

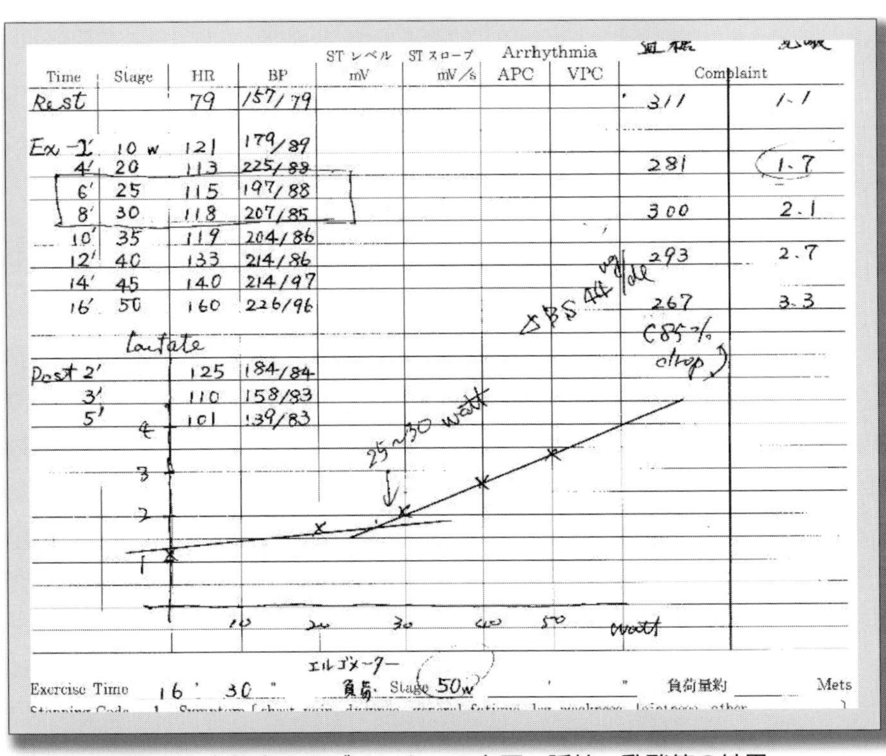

Time	Stage	HR	BP	ST レベル mV	ST スロープ mV/s	Arrhythmia APC	Arrhythmia VPC	Complaint	
Rest		79	157/79					311	1.1
Ex 2'	10 w	121	179/89						
4'	20	113	225/88					281	1.7
6'	25	115	197/88						
8'	30	118	207/85					300	2.1
10'	35	119	204/86						
12'	40	133	214/86					293	2.7
14'	45	140	214/97						
16'	50	160	226/96					267	3.3
Post 2'		125	184/84						
3'		110	158/83						
5'		101	139/83						

Exercise Time 16' 30"　負荷 Stage 50w　'　"　負荷量約　Mets

図 13　自転車エルゴメーターの血圧、脈拍、乳酸値の結果

有酸素運動の場合、運動強度にしたがい収縮期血圧はゆっくりと上昇し、拡張期血圧は軽度上昇します。乳酸閾値を超えて無酸素運動と有酸素運動が合わさった運動の段階では収縮期血圧と拡張期血圧は急激に上昇します。脈拍はランプ負荷の場合は運動強度にしたがい直線的に増加し、乳酸閾値を超えると傾きが変わります。すなわち、脈拍と収縮期血圧の積であるdouble productは乳酸閾値で急激に増加します。

一方、血中乳酸値は安静時には1.2から1.5mmol/Lをとります。運動を開始すると血流の増加にしたがい軽度低下した後、緩やかに増加していきます。血圧の反応と同様に乳酸閾値を超えると血中乳酸値は急激に増加します。さらに運動を続けるとOBLA（onset of blood lactate accumulation）レベル（4mmol/L）でさらに急激に上昇します。

■中止基準[10)]

一般の運動負荷試験は虚血性心臓病、血圧反応の異常を見つける負荷試験ですが、有酸素運動量決定の運動強度は比較的軽度です。しかし、運動負荷試験においても運動による危険性を排除し、安全な範囲で運動を行うために中止基準はきちんと設けるべきです。以下のような症状が出現した場合は中止しなければいけません。

- 自覚症状：胸痛、強い息切れ、めまい、不快感
- 心拍数：顕著な頻脈、徐脈、目標心拍数に達したとき
- 心電図変化：不整脈、ST変化
- 血圧変化：最低血圧の著しい上昇、運動強度に比例しない最大血圧の急上昇および低下

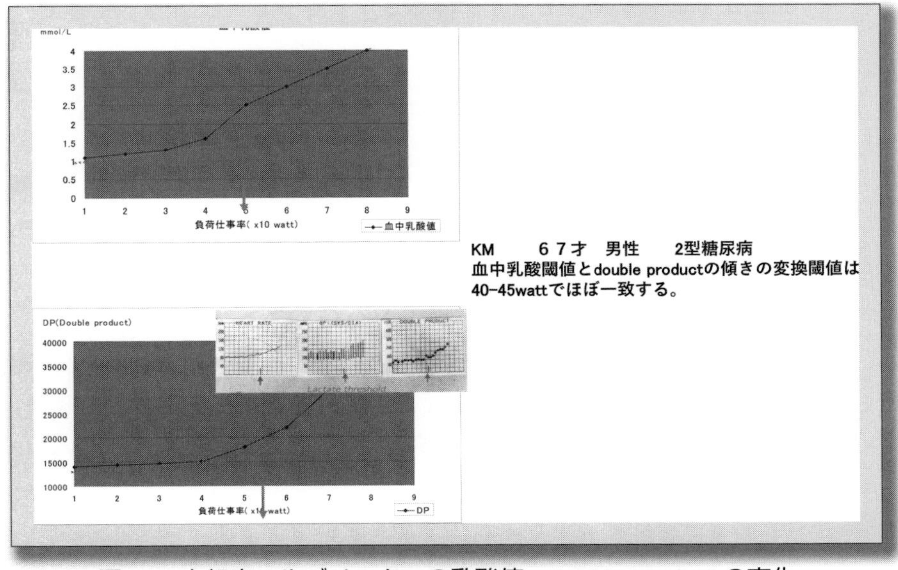

図 14　自転車エルゴメーターの乳酸値、double product の変化

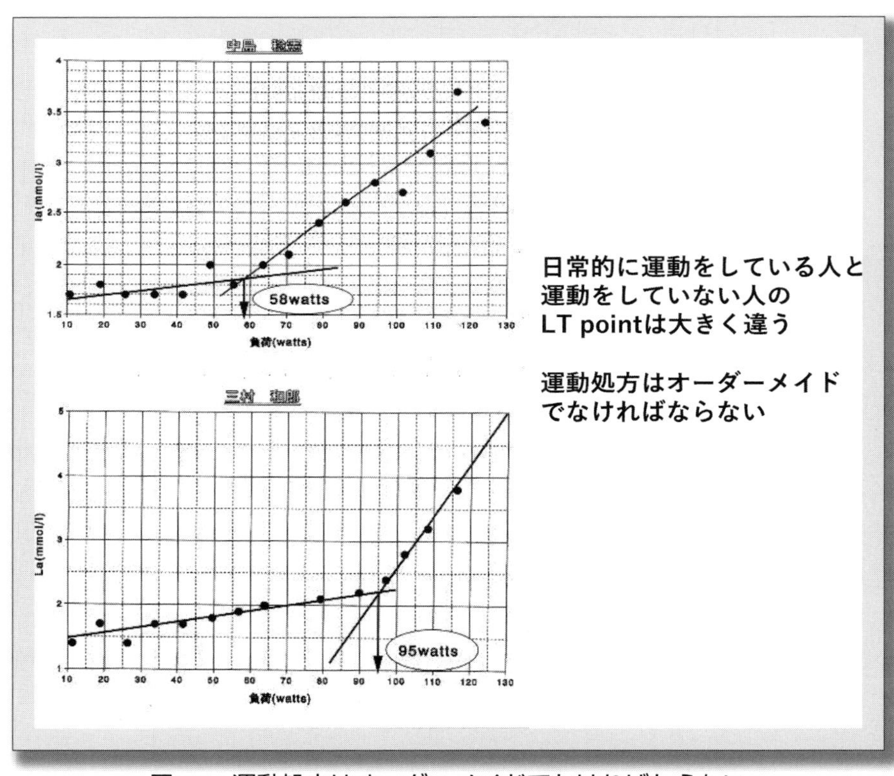

図 15　運動処方はオーダーメイドでなければならない

■ステップ４の検査結果の要約と印象

- LT（乳酸閾値）と double product （収縮期血圧と脈拍との積）は非常によく相関します（図 14）。
- 運動習慣のない人とジョギングなど日ごろしている運動習慣のある人の乳酸閾値はかなり相違します（図 15）。

上段は特別に運動はしていない一般的な方でLT point は 58watts でした。一方下段は２－３時間でハーフマラソンを走るシティランナー（私のことです）でLT point は 95watts でした。これくらい運動習慣でLT point は相違します。LT point の watt 数が高いということは楽に呼吸できる（有酸素運動）スピードがどこにあるかということです。95watts は時速 9-10 ㎞を有酸素運動で走れるということですので、ハーフマラソンは理論上２時間台で走れるということです（事実、私のハーフマラソン記録は 2-3 時間です！！）。この検査結果はうなずけられる、なかなか理論的な結果でしょう。一般的な方の LT point は 30-50watts で分速 100m。時速で６㎞です。

運動習慣のない人と運動習慣のある人の乳酸閾値はこのようにかなり相違します。運動処方はその方の運動習慣トレーニング能力に応じたオーダーメイドでなければいけません。

- 著明な高血糖（インスリン作用不足）状態であった糖尿病患者の負荷試験の結果と血糖が安定した状態での負荷試験の結果

高血糖状態では運動時、血糖は上昇し、患者は非常に軽い運動強度（20watts）であっても自覚的運動強度は“ややきつい”状態となり中止しました。同じ患者さんの血糖値が安定した状態では年齢相応の

50watts が乳酸閾値でした。これを確認して朝の運動を皆さんと一緒にしていただきました。

- 低血糖症になった症例

  30 分の運動で血糖は前値の 20-30% 低下します。患者さんに運動による血糖低下効果を説明するには非常に効果的でありますが、時に低血糖を起こすことがありました。

- β-blocker 処方の症例

  高血圧でβ-blocker の処方を受けているため脈拍があがらず、乳酸測定による有酸素閾値と double product が相違する症例がありました。

高血圧症の場合、降圧薬が処方されていることがありますが、降圧薬の種類により double product が不正確なことがあります 。

7. 軽い肥満傾向の方の減量作戦[11)]

身長 170 ㎝、体重 70 ㎏の 50 歳の男性の減量作戦を助けましょう[8)]。

1 か月に 2 ㎏（これが最も無理のない減量ペースです）の減量作戦で 2 − 3 か月をかけて痩せます。摂取カロリーは日本人の成年の平均的消費カロリー 2400kcal としました。（あなたの消費カロリーは万歩計、"ウォーキング メジャー" が簡単に計算してくれます。1 週間装着して平均をとってみてください）。
運動療法　目標として無理のない運動量で 240kcal（20 − 30 分）のスロージョギングとしました。

（2400 ＋ 240）−食事カロリー＝ 1000kcal
（上記計算の 1000kcal は 1 日に 1000kcal 減量したいと考えた値です）
これで計算すると食事カロリーは我慢の 1600kcal となります。

次に運動スケジュールを作ります。
ただしウォーミングアップ、クーリングダウンはほぼカロリーは使いませんのでカロリーカウントからは今回は割愛します。運動は 240kcal（20 − 30 分）のスロージョギング。
これを朝、（夕も）1 日に 1-2 回してください。
脈拍はボルグのスコアの 120 拍 / 分（ややきつい運動強度にします）。
ただしこれを 1 か月続けないといけません。1 か月続けたらペースの見直しをしてください。

このメニューの問題点は“かなり少ない１日の食事カロリー量”、運動の時間は１日に 20 － 30 分と少ないですが“運動を毎日続けないといけないこと”というところが大変でしょう。

8. 糖尿病の方がマラソンをするときの注意事項

■1型糖尿病の方がマラソンをするときの注意事項

これからはすでに何度もマラソンを経験している南昌江先生の“フルマラソンへの対応の仕方”[12] に私のコメントを加筆しました。

南先生のご報告は2010年で、現在使われているカーボカウントの考え方、CGM（持続血糖モニタリング）、インスリンポンプも一般的ではありませんでしたので、この点につき新たな視点ということで私が加筆しています。

南先生の持論は“糖尿病であってもどんなスポーツも可能ですが、日ごろからの十分なトレーニングと血糖管理を行いましょう”です。

1. 進行中の合併症がないこと。
2. 低血糖の自覚症状がわかり、自分で対処できること。また、血糖値が250mg/dL以上で尿ケトン体が陽性の時、血圧が180mg/dL以上の時は運動は控えましょう。反対に100mg/dL以下の時も控えましょう。
3. 心臓疾患のないこと。
4. 日ごろから充分なトレーニングを行っていること。
5. 体調がすぐれない時は無理をしないこと。

■補食による調整

運動前に血糖値を測りましょう。200mg/dL 以上なら補食なし、以下なら糖質を 2 単位程度補食しましょう。長い時間運動を続ける時は、練習の時に 30 分 -1 時間毎に血糖値を測って、どの程度の運動で、どれくらい血糖が下がるかを確認してください。CGM（continuous glucose monitoring）持続血糖モニターを装着して測定してもいいでしょう。練習の時ですので、かえって都合がいいのではないのでしょうか。血糖が下がるスピードは、その時の運動量、時間、インスリンの種類や量、食事によって変わります。いろいろな状況下で自分の状態を確かめておくことが大切です。経験することで、自分で調整ができるようになってきます。できれば症状を知っているパートナーと日ごろ一緒に運動をしていたら安心です。

長時間運動する際は、低血糖、脱水予防のために 30 分毎に糖質（あめ、ゼリー、スポーツドリンク）と水分の補給を行いましょう。運動の時間帯は、一般的には空腹時やインスリンが最も効いている時間帯の運動は、低血糖をきたしやすいので注意しましょう。ただし早朝、インスリンの効果が低下している時間帯であれば血糖値が上がりやすい時間帯なので補食の必要はない場合もあります。血糖値を確認して必要に応じて炭水化物の補食の習慣をつけましょう。

■インスリンによる調整

食後に運動をする場合、食事前の（超）速効型インスリンは 10-20% 減らしましょう。中間型または持効型インスリンが効いている時間帯であればそれらのインスリンも 10% 程度減らしましょう。長時間の運動は、夜間の血糖値も下げますので、就寝前のインスリンも 10% 程度減らしましょう。この点に関しては運動前の炭水化物量を同程度増やしてインスリンは減量しないほうがいいとの意見もあるようですが、やはり南先生の意見のほうが心理的にも無難です。

この部分ははっきりと記載されている専門家の意見は少ないのですがカーボカウント（摂取する炭水化物の量で違うカーボインスリン比、自分自身のインスリンの効き方、インスリン効果値）の考えを参考にしたらいいと思います[13)]。1日総インスリン量が30単位以上の方の場合、カーボインスリン比が10（食事のためのインスリン量）、インスリン効果値50（血糖のためのインスリン量）でうまくいく方が多いと思います。これも担当医にご相談ください。

カーボインスリン比が10、インスリン効果値50で計算してみます。

食前の血糖値が200mg/dLで、コンビニのおにぎりを2つ（おにぎり1つの糖質が40g）を食べて、4時間後150mg/dLにしたい場合。

カーボインスリン比が10（食事のためのインスリン量）

インスリン効果値が50（血糖のためのインスリン量）

食事のためのインスリン量＝おにぎり2つの糖質80g÷カーボインスリン比10＝8単位

血糖のためのインスリン量＝（200-150mg/dL）÷インスリン効果値50＝1－2単位

食前に必要なインスリン量＝①食事のためのインスリン量＋②血糖のためのインスリン量＝8+(1-2)＝9－10単位

となります。実際は念のために20%減の6－8単位といったところでしょうか。

■マラソンを走る時

以上のような事前の準備を何度かして以下の南昌江先生のフルマラソンへの対応の仕方を参考にしてください。

マラソンの少なくとも3時間前には食事を済ませましょう。その際、できるだけ炭水化物（おにぎり、バナナ、パンなど）をいつもより多めにとりましょう。これもカーボカウントが計算しやすくしてくれます。（超）速効型インスリンは同じか20%くらい減量し、いつもより少し血糖を高めにしておくほうが安全です。前夜または深夜に中間型か持効型を使用する方も多いと思いますが、その際はいつもより40-50%減らしましょう。長時間の運動でインスリンの効きが大変よくなり、低血糖の回復が遅れるのを防ぐためです。

スタート後は、トレーニングでの経験を生かしましょう（これが一番大事ではないかと思います)。30分-1時間毎に糖質と水分の補給をしましょう。実際、5km以降は3km毎にエイドステーションがあり、アミノバリューなど経口補水液がありますので、少しずつ（50-100cc）補給しましょう。自分に合う補食を少しずつ補給するのも良いと思います。私の場合は、ゼリー（180ccで180kcal：森永のインゼリーか大塚のカロリーメイトゼリー）をウエストポーチに入れておき、それを30分-1時間毎に半分くらい食べていました（計3-4個)。すべてのエイドステーションで、水とアミノバリューを2-3口ずつ含み、不安な時は血糖値を測ります。低血糖気味の時は、ブドウ糖のゼリーか黒砂糖を食べます。

基礎インスリンが効いていれば、途中でインスリンの追加は必要ありませんが、血糖値が350-400mg/dLを超えるような高血糖なら速効型を

2-4 単位追加する必要があります。汗をたくさんかく場合は、塩分の補給も必要です。

実際、フルマラソンを走ると 50-60kg の人なら約 2000-3000kcal を消費します。マラソン中の補食として 500-1000kcal は必要です。完走後も糖質を少し多めにとりましょう。その日の夜間も低血糖が起こりやすいため、（運動後遅発性低血糖）中間型または持効型は 10% 程度減らし、必ず寝る前に血糖を測って必要なら補食をとっておきましょう。

■インスリンの注射部位

マラソンで足や臀部の筋肉を使うため、これらの部分に注射すると早く効くことがあります。マラソン前のインスリンは腹部にするのがよいでしょう。

ティータイム　マラソンの時の低血糖

私はインスリン注射をしている糖尿病の方とホノルルマラソンを走っています。ホノルル市街でその方の低血糖発作を目撃しました。スタート前“今日はちょっと血糖値が低いので炭水化物を多めにとったのですがちょっと心配です”と言われてました。並走していましたので確かにジェルを頻回に取っていたのを覚えています。5km くらいまでスピードは変わらなかったのですが、その後ギアが“オーバートップ”から“トップ”、“セコ”、“ロー”と明らかに足の運びのギアが変わったのがわかりました。“先生はスピードを緩めないで気にせずに先に行ってください。”と言われましたがそうはいかず並走していました。このギアチェンジはきっと血糖値が下がってきたからでしょう！！　10 分ほど並走していましたが、それから明らかに足の運びがまた回復してきました。本当に今度は“ロー”、“セコ”“トップ”、“オーバートップ”とギアが上がってきたのがよくわかりました。血糖が上がったのでしょう、その日は無事にリタイアもせずに 5 時間ぎりぎりで完走しました。運動時の低血糖を目撃したのはこれが最初で、最後のことです。

ティータイム　現在の CGM（持続血糖モニタリング），CSII（持続インスリン注入）

現在の CGM, CSII には低血糖予知アラーム、低血糖アラームが付いている機種があるので低血糖時にはアラームが知らせてくれたり、インスリン注入を中止してくれたりする機能があります。ただし、マラソンを走るときに CSII を装着するかはわかりませんが！！

■２型糖尿病患者さんがマラソンを走る時の追加注意事項[12)]

● １型糖尿病の患者さんと違う点は

1. 年齢が高齢になること。
2. 治療法が患者さんで違います。糖尿病合併症だけでなく、動脈硬化疾患などが合併することがある、という点です。

年齢が高齢になるということは、若者たちと比べると筋力なども低下しています。強度は弱くても継続したトレーニングを続けてください。また、タイムにこだわらないでください。

● 食事、運動療法の方は病気がない方と基本的には同じです。しっかりトレーニングをしてマラソンの準備してください。

● 経口糖尿病薬で治療中の方は原則、服薬は中止されてかまいません。薬の内容は患者さんで違いますので減量が不安な方は主治医、医療スタッフに聞いてみてください。インスリン治療の方は１型糖尿病の方の注意事項と同じです。２型糖尿病の方は血糖自己測定をしていない方も多いと思います。血糖値など不安なときは同様に医療スタッフに相談してください。

● ２型糖尿病の方は年齢、罹病期間が長くなるので虚血性心疾患、高血圧症、脂質異常症などが合併しがちです。参加する前に主治医の先生と相談して必要な検査を受けてください。また、薬によって運動に影響がある薬があります。

● 最後に、２型糖尿病の患者さんは１型糖尿病の患者さんと違い骨関節の障害を受けやすくなっています。トレーニングも体調を考え十分準備してください。要するに年を取っているのです。ご自分の年齢に見合うマラソン挑戦のスタンスが大事です。

ティータイム　私のホノルルマラソン

現在は挑戦していませんが、私の場合ハーフマラソン２時間台のシティーランナーでした。練習は結構したつもりですが、やはり時間は２時間、ハーフマラソンの距離が限界でした。フルマラソンは毎度そうですが25-30km を過ぎると“がた”っとペースが落ちます。理由は“足が運ばなくなった”のと違い、膝が痛くなったり、腰が痛くなったりです。２型糖尿病の患者さんの注意点と一致します。歩いてもいいから事前に一度は42.195km 走っておくことが大事だというのはこのことでしょうか。

筆者のホノルルマラソン挑戦

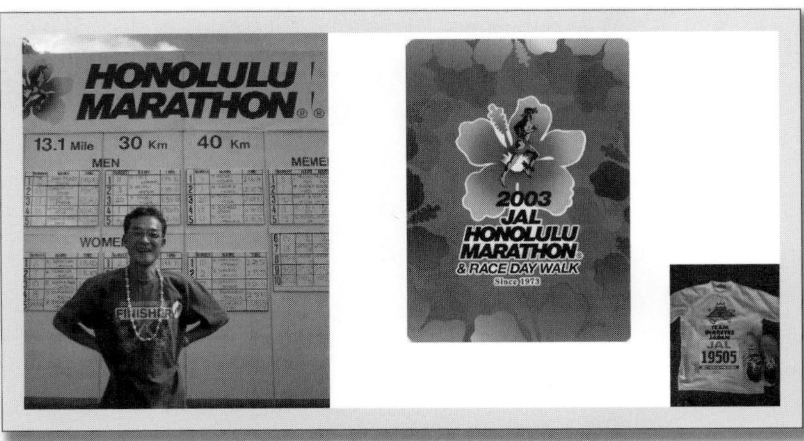

図 16　筆者のホノルルマラソン挑戦

右端の“Team Diabetes Japan”のユニフォームも知る人が見たらニヤッとされるでしょう

付録１

“生活習慣病指導管理料”は脂質異常症，高血圧症又は糖尿病を主病とする患者の治療において生活習慣に関する総合的な指導及び治療管理を行った場合に、許可病床数が200床未満の病院及び診療所である保険医療機関において算定するもので、従来“運動療法指導管理料”とされていた慢性疾患指導の項目が名前を変えて“生活習慣病指導管理料”となったものです。脂質異常症・高血圧症・糖尿病の３つの疾患で、指導管理等、検査・投薬・注射の費用はすべて包括したものです。

生活習慣病指導管理料の点数は下記のような設定となっています。

保険薬局において処方箋を交付する場合

イ：脂質異常症を主病とする場合　570点

ロ：高血圧症を主病とする場合　620点

ハ：糖尿病を主病とする場合　720点

1点10円

“生活習慣病指導管理料”については月1回以上適切な指導と治療管理が行われなくてはならず、また３か月に1回の“療養計画書”を発行しなければなりません。

付録２

運動処方せん

令和　　年　　月　　日

運動処方せん
（日本医師会編　運動療法処方せんを改変）

ステップ１へ　　　　　　　　まず１週間の運動量を万歩計で測ってください。

１日目	２日目	３日目	４日目	５日目	６日目	７日目

あなたの１週間の平均歩数＿＿＿＿＿＿＿＿＿歩
歩く習慣のない人　　　　　　3000 歩
平均的な運動量の人　　　　　4000 － 6000 歩
よく歩く人　　　　　　　　　10000 歩以上

ステップ２　最大酸素摂取量の 50% 強度の運動（推奨される運動の強度）の脈拍数の計算の仕方

運動ペースは年齢によって違いますので、おすすめできる運動の強度での推定脈拍数（15 秒間）を計算します。

推定脈拍数＝（32- あなたの年齢 /8）x４＝

次に、あなたのペースで公園などを５分間歩いてみましょう。目標とする“感じるつらさ”は“楽である”から“ややきつい”です。また具体的な自覚症状は
“運動中話づらくなる”
“息が弾んでくる”
“汗ばんでくる”
“脈拍で 100-130 の間”などを感じる強度です。

運動中の脈拍数＝運動した直後の脈拍数Ｘ４＝

どちらか低いほうがあなたの目標運動強度です。

目標脈拍数を書いてください 1 分間に　　　　　　拍（15 秒間　　拍）

歩行中の心拍数の範囲

	20 歳代	30 歳代	40 歳代	50 歳代	60 歳以上
運動中の脈拍数	113-148	110-143	107-138	104-133	101-128
運動直後 15 秒間の脈拍数	26-35	25-33	24-32	24-31	23-30

1 日 30 分のウォーキングで 3000 歩から 4000 歩、万歩計の数値が上がります。運動は週に 2-3 回はしましょう。さて、あなたの 1 週間の運動回数と運動終了後の脈拍数を下の表に書いてみましょう。

	1 週間目	2 週間目	3 週間目	4 週間目	5 週間目	6 週間目
運動回数						
脈拍数						
1 日の万歩計歩数						

運動を続けて慣れてきたら 2－3 か月ごとに運動能力の再評価をしますので、この処方せんを持参してください。

医療機関名

所在地

医師名　　　　　　　　　　　　　　　印

付録3　ためしてガッテン体重グラフ　（図 17）

ためしてガッテンのディレクターだった北折　一さんとわいわいがやがやと作ったダイエットシートです。このシートの特徴は私の提案で糖尿病用の“言い訳”欄をつくったことです。

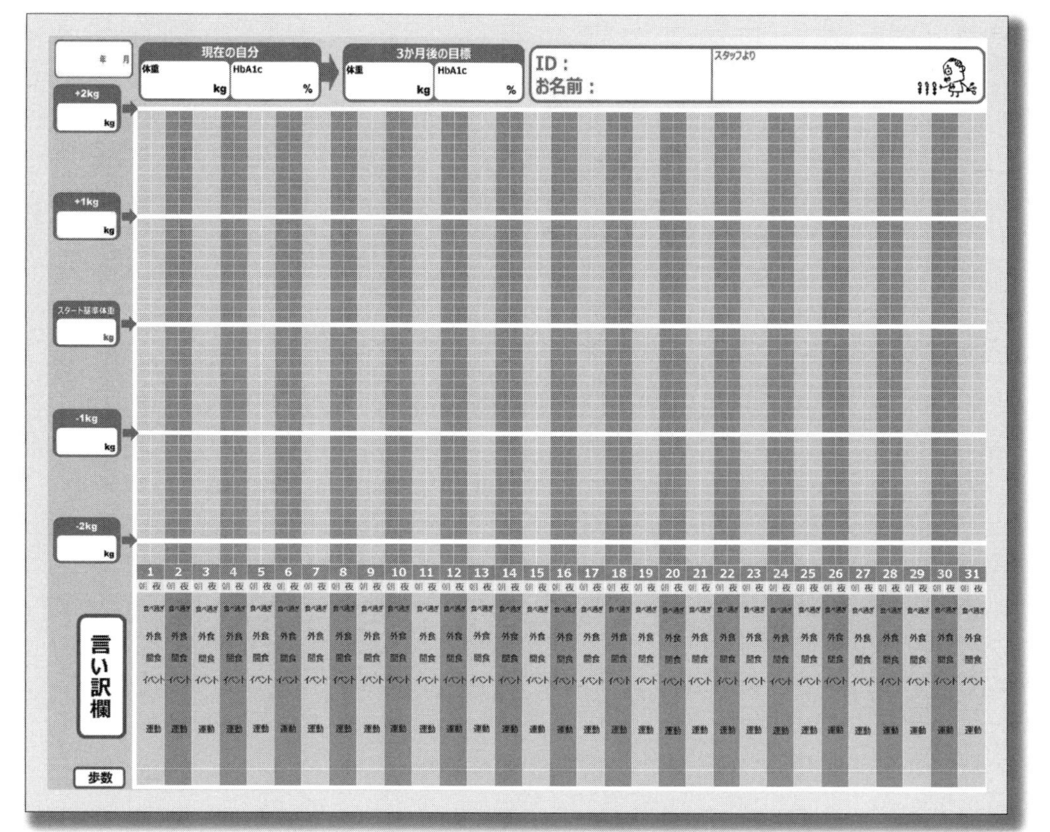

図 17　ためしてガッテン体重グラフ

あとがき

私の運動との付き合いは九州大学医学部第３内科で行っていたインスリン抵抗性の研究に始まります。インスリン抵抗性の研究をさらに継続したいと1994年２月、インスリン抵抗性と肥満の研究をしていたスウェーデン イェーテボリ大学 Per Bjontrop 教授の研究室に留学をしました。

偶然ですが当時イェーテボリ大学には福岡大学スポーツ科学部運動生理学　名誉教授故田中宏暁先生の愛弟子の熊谷秋三先生が直前まで留学されていて、私は久留米大学第３内科の吉田紀子先生と実験をしたり、さらに私に引き続き福岡大学スポーツ科学部運動生理学　檜垣靖樹先生が留学されたりと、私と福岡大学、久留米大学とは浅からぬご縁がありました。

私は福岡市医師会の成人病センター在職中は福岡大学スポーツ科学部で基礎を教わった臨床運動生理学を継続し（ステップ１－４)、あいれふ、健康づくりサポートセンターで市民への運動指導、実践（ステップ１，２）をしていました。

本書のステップ１から４は私が指導していた成人病センター、健康づくりサポートセンターで行っていた運動指導です。大濠公園にはシティーランナーが多く集まり１周 2km のジョギングロードは 100m ごとにマークが付けてあり、反発がよく、滑らないラバーチップ舗装と足も痛めないもってこいの環境でした。ただ運動は食事、薬物療法と比べると維持が困難なようです。運動習慣の継続の問題点は“ティータイム”に引用した波多江伸子さんのお散歩（運動）の独り言や“誘惑カレンダー”などが教えてくれると思います。読み返して“ふふふ”と笑ってください。

本書は指導者のための歩き方処方せん、患者さんのための歩き方実践法をステップ順に記載しました。歩くだけでも立派なサイエンスであることをご理解いただければ幸いです。

そして日常の運動の実践の仕方、肥満解消のための運動指導、1、2型で微妙に違うジョギング、マラソンを走るための準備の仕方、実践への細かい工夫を記載しました。

本書は九州大学医学部病態制御内科（第3内科）　名誉教授　名和田新先生、福岡大学スポーツ科学部運動生理学　名誉教授　進藤宗洋先生、故田中宏暁先生、九州大学名誉教授　熊谷秋三先生、福岡大学スポーツ科学部運動生理学　檜垣靖樹教授のご指導、校閲により作成しました。

謝辞

本書は私が勤務していた福岡市医師会成人病センタースタッフ、福岡市健康づくりサポートセンタースタッフ、“LOPS”、“コロがらん本舗”西内久人氏らのご協力で検証、実行されたものです。

運動指導は福岡大学スポーツ科学部運動生理学教室、（株）健康科学研究所 LOPS（Laboratory of Physical Science）の研修に参加し、ヒントをもらい指導した結果のものです。

実際の歩き方の工夫は日本スロージョギング協会にご許可をいただきました。日本スロージョギング協会のホームページを開いてみてください。

スロージョギング® SLOW JOGGING https://www.slowjogging.org/
“スロージョギング”は一般社団法人日本スロージョギング協会の登録商標です。

2023 年 4 月

三村　和郎

三村和郎略歴

1982 年 3 月：久留米大学医学部卒業
1984 年 4 月：九州大学大学院博士課程入学
1988 年 3 月：九州大学大学院博士課程卒業
1988 年 7 月：門司労災病院内科勤務
1990 年 6 月：九州大学医学部第三内科助手
1994 年 2 月：スウェーデン イェーテボリ大学留学
1997 年 6 月：福岡市医師会成人病センター部長
2003 年 4 月：福岡市医師会成人病センター副院長
2013 年 4 月：福岡市健康づくりサポートセンター　センター長
2015 年 3 月：三村かずお内科クリニック院長
2022 年 5 月：広瀬病院、もりの木クリニック勤務
2023 年 3 月：ひかりクリニック

賞罰

福岡県医師会長賞
福岡市医師会成人病センター学術奨励賞　植木賞

所属学会・専門医情報

・医学博士（九州大学）
・日本内科学会　専門医
・日本糖尿病学会　専門医

古賀稔啓略歴

1982 年：久留米大学医学部卒業

1996 年：久留米大学外科学講師

2001 年：医療法人社団広仁会 広瀬病院院長

乳腺外科・一般外科

資格・認定・所属学会

- 日本乳癌学会乳腺専門医／指導医
- 日本外科学会専門医
- マンモグラフィ読影認定医
- 日本医師会認定産業医
- 世話人（福岡乳腺懇話会、九州乳癌研究会、九州乳癌懇話会、筑後地区乳腺カンファレンスなど）
- 患者様のつどい主催（乳癌患者の会）
- オレンジの会（遺族会）
- 福岡市乳がん検診部会会長

山下卓郎略歴

1999年　佐賀医科大学医学部卒業
熊本大学循環器内科医局所属
熊本大学病院、熊本赤十字病院、熊本労災病院、熊本中央病院勤務

2003年　福岡徳洲会病院循環器科4年間勤務（循環器急性期医療、カテーテル治療の研鑽を積む。）

2009年　大牟田天領病院循環器科にて部長として6年間勤務
（当時インターベンション学会専門医を有し、心筋梗塞や狭心症、閉塞性動脈硬化症、頚動脈狭窄症の血管内治療を始めとして、地域医療に根を下ろす。）

2015年　循環器専門医、及び総合内科専門医の資格を有し、松永クリニック院長就任

2018年　たちばなクリニックへ名称変更し、現在に至る
医療法人橘仁心会理事長、たちばなクリニック院長

この項目に引用、関連し理解を深められる文献

1. 新エスカ 21 運動生理学　同文書院　1987
2. ズバッと本音で医者と患者の糖尿病トーク　三村和郎　波多江伸子　日本医学出版　2015
3. ランニングする前に読む本　田中宏暁　講談社　2017
4. ケーススタディ運動療法　坂本静男編　杏林書院　2000
5. 生化学、生理学からみた骨格筋に対するトレーニング効果　山田　茂編　美巧社　1996
6. 糖尿病治療ハンドブック　永淵正法編　医学出版 2010
7. 健康日本 21 評価作業チーム （健康日本 21）最終評価　2011
8. 日本医師会：日常診療のための運動指導と生活指導 ABC 日本医師会　2010
9. 糖尿病運動療法指導マニュアル　佐藤祐造編　南江堂　2011
10. 運動負荷試験および運動トレーニング基準　伊東春樹監訳　エクセプタ・メディカ　1996
11. ランニングの基礎知識　横浜市スポーツ医科学センター　2016
12. 1 型糖尿病の方がマラソンをするときの注意事項
    2 型糖尿病の方がマラソンをするときの注意事項　日本糖尿病協会　2016
13. 1 型糖尿病お役立ちマニュアル　カーボカウント
    日本 IDDM ネットワーク　2010

やる気になる糖尿病患者さんのための“歩き方”処方せん

発　行　2023年7月5日　初版第1刷発行
著　者　三村和郎、古賀稔啓、山下卓郎
発行人　渡部新太郎
発行所　株式会社日本医学出版
〒113-0033　東京都文京区本郷3-18-11　TYビル5F
電　話　03-5800-2350　FAX　03-5800-2351
印刷所　モリモト印刷株式会社

ISBN978-4-86577-059-9
乱丁・落丁の場合はおとりかえいたします。